南京市秦淮区慢性病防控社会因素调查报告

（2023）

主编　尹　庆　熊　琰　来亦超　张　宁

东南大学出版社

·南京·

图书在版编目（CIP）数据
南京市秦淮区慢性病防控社会因素调查报告. 2023 / 尹庆等主编. -- 南京：东南大学出版社, 2024. 10.
ISBN 978-7-5766-1511-1
Ⅰ. R4
中国国家版本馆CIP数据核字第20246SQ033号

责任编辑：郭吉　责任校对：张万莹　封面设计：余武莉　责任印制：周荣虎

南京市秦淮区慢性病防控社会因素调查报告（2023）
Nanjing Shi Qinhuai Qu Manxingbing Fangkong Shehui Yinsu Diaocha Baogao（2023）

主　　编：尹　庆　熊　琰　来亦超　张　宁
出版发行：东南大学出版社
出 版 人：白云飞
社　　址：南京市四牌楼2号　邮编：210096
网　　址：http://www.seupress.com
经　　销：全国各地新华书店
印　　刷：广东虎彩云印刷有限公司
开　　本：787 mm × 1092 mm　1/16
印　　张：15.25
字　　数：368 千字
版　　次：2024 年 10 月第 1 版
印　　次：2024 年 10 月第 1 次印刷
书　　号：ISBN 978-7-5766-1511-1
定　　价：168.00 元

《南京市秦淮区慢性病防控社会因素调查报告（2023）》编写委员会

主编

尹　庆　熊　琰　来亦超　张　宁

副主编

李镇宁　江敏敏

编　　委（以姓氏拼音为序）

陈学兵　陈一佳　洪　忻　江敏敏　蒋　欣　来亦超

李　娴　李小虹　李镇宁　戚圣香　秦真真　王琛琛

王　严　王巍巍　吴　洁　熊　琰　杨华凤　杨雨婷

叶　青　尹　庆　张　宁　周海茸

前言

慢性病是一组起病隐匿、病因复杂、病程长且病情迁延不愈、致残致死率高、严重耗费社会资源、危害人类健康但可以预防控制的疾病，是今后相当长时期内面临的主要疾病防控任务。

为全面、准确地掌握秦淮区居民慢性病及危险因素流行状况和发展趋势，2023年秦淮区按照南京市卫生健康委员会的统一部署，结合国家级慢性病综合防控示范区复评审工作要求，开展了慢性病防控社会因素调查工作。秦淮区慢性病综合防控示范区建设领导小组办公室负责调查工作组织实施；南京市疾病预防控制中心负责调查工作技术指导；秦淮区各街道、疾病预防控制中心和12家社区卫生服务中心共同负责现场调查与质量控制工作。现场调查工作结束后，秦淮区疾病预防控制中心将调查资料加以整理分析表述，形成调查报告。报告围绕吸烟、饮酒、饮食、身体活动、体重、血压、血糖、血脂等问题及健康状况，主要慢性病患病、重点慢性病核心知识、口腔卫生、健康指数、生命质量（40岁及以上人群）、老年人认知功能（65岁及以上人群）等内容，系统地描述了2023年秦淮区18岁及以上居民主要慢性病及其危险因素流行情况、分布特点与变化趋势；本次调查抽样方法科学，人群代表性较好，调查过程科学严谨，结论明确，指出了秦淮区慢性病及危险因素面临的现状，并提出了建议，为秦淮区制定医疗卫生政策、慢性病防控策略和措施提供了基础依据。

秦淮区2023年慢性病防控社会因素调查工作能够取得圆满成功，得益于秦淮区政府的有力推动、南京市疾病预防控制中心的鼎力支持与指导、秦淮区所有街道办事处及相关居委会、秦淮区疾病预防控制中心、南京市红十字医院和12家社区卫生服务中心工作人员的辛勤付出，在此一并衷心感谢！

由于调查数据量较大，编者水平有限，报告难免有疏漏和不足之处，敬请读者批评指正。

编者

2024年4月

目录

摘要

一、调查基本情况

为进一步完善区域内慢性病及其危险因素监测体系，提升慢性病综合防控示范区建设内涵，持续推进慢性病综合防控工作，2023年秦淮区开展了慢性病防控社会因素调查。调查范围覆盖秦淮区朝天宫、五老村、洪武路、大光路、瑞金路、月牙湖、光华路、秦虹、夫子庙、红花、中华门和双塘等12个街道。按照多阶段分层整群抽样方法确定调查对象：每个街道随机抽取4～6个居委会，每个居委会随机抽取1～2个居民小组（至少60户），每个居民小组随机抽取60个左右居民户，抽取的居民户中所有18岁及以上常住居民作为调查对象。调查方法以集中调查为主、入户调查为辅，利用南京市疾病预防控制中心统一编制的“南京市成人慢性病防控社会因素调查系统”现场录入调查信息。调查内容包括问卷调查、身体测量、实验室检测三个部分：问卷调查内容包括社会人口学信息，吸烟、饮酒、饮食、身体活动、体重、血压、血糖、血脂、家族史等信息，主要慢性病患病情况、重点慢性病核心知识知晓情况、口腔卫生、健康指数、生命质量（40岁及以上人群）、老年人认知功能（65岁及以上人群）等；身体测量项目包括身高、体重、腰围、臀围、颈围、血压、体脂和血氧饱和度；实验室检测指标包括静脉空腹血糖、空腹血脂4项（总胆固醇、甘油三酯、高密度脂蛋白胆固醇、低密度脂蛋白胆固醇）、肾功能3项（血尿酸、血肌酐、尿素氮）、肝功能3项（谷丙转氨酶、谷草转氨酶、总胆红素）、糖化血红蛋白、同型半胱氨酸。

现场调查工作时间为2023年9月至2024年1月。为确保工作质量，针对本次调查，秦淮区建立了由秦淮区卫生健康委员会、各街道、南京市红十字医院、市区疾病预防控制中心、各社区卫生服务中心等部门、板块和单位组成的多层级质控体系，制定了覆盖调查工作全程（方案论证、人员培训、物资准备、调查资料收集、血样采集、血样运输和保存、实验室检测、数据清理和分析、报告撰写等环节）的质量控制方案。现场调查期间，市、区级专业人员全程跟踪开展技术指导和督查，通过南京市成人慢性病防控社会因素调查质控与管理系统核查各调查机构录入的数据质量，发现问题及时反馈，并督促整改。

本次调查计划人数为 12 000 人，实际完成有效调查 11 638 人，调查有效率为 96.98%。秦淮区疾病预防控制中心将调查资料清洗、核对和整理后进行统计分析，以年龄、性别作为主要分层因素，采用均数、率、构成比等指标进行描述，形成调查报告；分析过程中，采用了复杂抽样加权方法进行调整，以使调查结果能真实反映秦淮区 18 岁及以上成年人群健康状况水平。

二、主要结果

（一）调查人群基本情况

2023 年秦淮区慢性病防控社会因素调查共完成 11 638 人信息采集，其中男性 5 977 人（占 51.4%），女性 5 661 人（占 48.6%），男女性别比为 1.06：1。调查对象中，最小年龄 18 岁，最大年龄 94 岁，平均年龄 44.9 岁（男性 44.8 岁，女性 45.0 岁）。18 ~ 34 岁者 3 948 人，占比 33.9%；35 ~ 59 岁者 5 231 人，占比 44.9%；60 岁及以上者 2 459 人，占比 21.1%，年龄段（18 ~ 34 岁：35 ~ 59 岁：60 岁及以上）比例为 3.4：4.5：2.1。

（二）慢性病主要行为危险因素流行情况

（注：本摘要所使用的统计量均为通过权重调整后的统计量）

1. 吸烟

2023 年秦淮区 18 岁及以上居民吸烟率为 22.6%，现在吸烟率为 19.8%，现在吸烟者中平均每日吸烟量为 13.0 支，现在每日吸烟率为 17.0%，重型吸烟率为 34.5%；吸烟指数为 16.8 包年。18 岁及以上居民戒烟率为 12.4%，成功戒烟率为 9.1%，尝试戒烟率为 32.2%。非吸烟者中被动吸烟率为 18.7%。

2. 饮酒

2023 年秦淮区 18 岁及以上居民 12 个月内饮酒率为 29.3%，30 天内饮酒率为 19.2%；饮酒者平均每日酒精摄入量为 16.0 克，危险饮酒率为 6.7%，有害饮酒率为 7.0%。男性 12 个月内饮酒率、30 天内饮酒率、平均每日酒精摄入量、危险饮酒率、有害饮酒率均高于女性。

3. 膳食

2023 年秦淮区 18 岁及以上居民人均每日谷类摄入量为 282.2 克，薯类摄入量为

41.6 克；人均每日蔬菜摄入量为 227.2 克，水果摄入量为 93.8 克；人均每日奶摄入量为 121.1 ml，豆类摄入量为 43.8 克；人均每日畜肉摄入量为 98.3 克，禽肉摄入量为 58.7 克；人均每日水产品摄入量为 48.0 克；人均每日含糖饮料摄入量为 40.7 ml。

2023 年秦淮区 18 岁及以上居民谷薯类摄入不足比例为 46.7%，果蔬类摄入不足比例为 85.0%，奶类摄入不足比例为 94.2%，水产品摄入不足比例为 64.1%；红肉摄入过多比例为 38.4%，畜禽肉摄入过多比例为 66.3%。

2023 年秦淮区 18 岁及以上居民人均每日食用盐摄入量为 9.1 克；人均每日食用油摄入量为 36.0 克；对照《中国居民膳食指南（2016 年）》的推荐摄入量，60.0% 的居民每日食用盐摄入量超标，56.6% 的居民每日食用油摄入量超标。

4. 身体活动

2023 年秦淮区 18 岁及以上居民身体活动不足比例为 35.5%，从不锻炼率为 33.8%，经常锻炼率为 40.2%；平均每日静态行为时间为 5.0 小时，平均每日睡眠时间为 7.2 小时。

5. 超重、肥胖与中心型肥胖

2023 年秦淮区 18 岁及以上居民 BMI 平均水平为 24.5 kg/m^2，超重率为 37.2%，肥胖率为 17.1%，中心型肥胖率为 41.4%。男性 BMI 平均水平、超重率、肥胖率和中心型肥胖率均高于女性。

6. 重点慢性病核心知识

2023 年秦淮区 18 岁及以上居民重点慢性病核心知识知晓率为 73.7%。

（三）主要慢性病流行情况

1. 高血压

2023 年秦淮区 18 岁及以上居民高血压患病率为 37.1%，男性高于女性，分别为 43.4% 和 30.0%。高血压知晓率为 50.3%；高血压治疗率为 40.7%，高血压知晓治疗率为 80.8%；高血压控制率为 21.6%，高血压治疗控制率为 41.9%。

2. 糖尿病

2023 年秦淮区 18 岁及以上居民糖尿病患病率为 13.5%，男性高于女性，分别为 15.6% 和 11.1%。糖尿病知晓率为 53.4%；糖尿病治疗率为 45.9%，糖尿病知晓治疗率为 86.0%；糖尿病空腹血糖控制率为 41.6%；糖尿病糖化血红蛋白控制率为 58.6%；糖尿病合并控制率为 34.8%；糖尿病治疗空腹血糖控制率为 51.8%；糖尿病治疗糖化血红蛋白控制率为 57.0%；糖尿病合并治疗控制率为 42.6%。

3. 血脂异常

2023 年秦淮区 18 岁及以上居民血脂异常率为 29.3%，男性高于女性，分别为 34.9% 和 23.0%。血脂异常知晓率为 32.3%，血脂异常治疗率为 23.3%，血脂异常知晓治疗率为 72.3%，血脂异常控制率为 19.9%，血脂异常治疗控制率为 63.8%。

4. 代谢性疾病

2023 年秦淮区 18 岁及以上居民代谢综合征患病率为 22.5%，男性高于女性，分别为 30.3% 和 13.6%。

5. 高尿酸血症

2023 年秦淮区 18 岁及以上居民高尿酸血症患病率为 11.5%，男性高于女性，分别为 19.2% 和 2.9%。

第一章　绪论

一、背景

随着我国工业化、城镇化、人口老龄化、生态环境和居民生活方式的转变，慢性病已成为影响居民健康和社会经济发展的重大公共卫生问题。建立和完善以人群为基础的慢性病及其危险因素监测系统、连续系统的收集慢性病及其危险因素相关信息、动态掌握慢性病及其危险因素流行现状和变化趋势、科学制定和评价慢性病预防控制策略和措施已经成为当务之急。

世界卫生组织把慢性病及其危险因素监测确定为发展中国家慢性病预防控制的优先领域，我国政府也越来越重视慢性病预防控制工作，不断加强社会环境支持、完善慢性病防控体系。为评估相关卫生政策和慢性病防控效果，江苏省自 2007 年开始先后三次在全省范围内开展慢性病及其危险因素监测工作，形成了覆盖全省的慢性病及其危险因素监测网络。近年来，在省、市卫生健康行政部门的领导和疾控机构的指导下，秦淮区亦逐步建立完善了慢性病监测体系。2012 年和 2017 年，秦淮区开展了慢性病及危险因素监测工作，掌握了秦淮区常住居民慢性病危险因素及主要慢性病流行的动态数据。为保持监测工作的连续性，按照国家慢性病综合防控示范区每五年开展一次慢性病防控社会因素调查的要求，2023 年秦淮区再次开展调查，在前次监测的基础上，进一步完善了监测内容、监测方法、电子化信息收集和管理。

二、调查目的

掌握秦淮区主要慢性病及其相关影响因素流行现状和变化趋势；建立有关数据的共享平台与机制，加强数据分析与利用，确定疾病预防控制优先领域，为政府制定慢性病综合防控策略提供依据；合理优化秦淮区医疗资源，提升社区慢性病综合防控能力，为开展慢性病防治工作奠定基础。

三、调查范围与对象

（一）调查范围

秦淮区所有街道（朝天宫街道、五老村街道、洪武路街道、大光路街道、瑞金路街道、月牙湖街道、光华路街道、秦虹街道、夫子庙街道、红花街道、中华门街道、双塘街道 12 个街道）。

（二）调查对象

秦淮区 18 岁及以上常住居民（调查前 12 个月内在秦淮区居住 6 个月及以上的中国户籍居民）。

四、样本量估算与抽样方法

（一）样本估算与要求

1. 样本量估算

样本量采用公式 $N = deff\frac{u^2p(1-p)}{d^2}$ 进行计算。其中，各参数的含义及取值为：置信水平取 95%（双侧），相应的 u = 1.96；概率 p 取 2017 年南京成人糖尿病患病率 9.4%；设计效率 $deff$ 值取为 3；相对误差 r = 10%，d = 10% × 9.4%。

根据以上参数取值，计算得到样本量约为 1.1 万人。考虑无应答率 10%，计算得到总样本量约为 1.2 万人。

2. 样本要求

男女比例为 1.06：1；18 ~ 34 岁、35 ~ 59 岁、60 岁及以上年龄段人口比例为 3.4：4.5：2.1。

（二）抽样方法

采用多阶段整群随机抽样方法确定调查对象，抽样方法见表 1-1。

（三）调查内容与方法

1. 问卷调查

（1）调查方法：由经过培训且考核合格的调查员以面对面询问方式进行调查，

表 1-1 2023 年秦淮区慢性病防控社会因素调查对象抽样过程及方法

抽样阶段	抽样范围	抽样方法
第一阶段	覆盖辖区内所有街道（12 个）	—
第二阶段	每个街道随机抽取 4 ~ 6 个居委会	按照人口规模大小排序系统抽样
第三阶段	每个居委会随机抽取 1 ~ 2 个居民小组（至少 60 户）	简单随机抽样
第四阶段	每个居民小组抽取 60 个左右居民户，调查居民户中所有 18 岁及以上常住居民	简单随机和整群抽样

按照问卷填写要求，利用南京市疾病预防控制中心编制的“南京市成人慢性病防控社会因素调查系统”现场录入调查信息。信息不可由调查对象自填。

（2）调查内容：包括社会人口学信息，吸烟、饮酒、饮食、身体活动、体重、血压、血糖、血脂、家族史等信息，主要慢性病患病、重点慢性病核心知识、口腔卫生、健康指数、生命质量（40 岁及以上人群）、老年人认知功能（65 岁及以上人群）等内容。

2. 身体测量

（1）测量内容：包括身高、体重、腰围、臀围、颈围、血压、体脂和血氧饱和度。

（2）测量方法：身体测量需在清晨空腹状态下进行；测量仪器应符合国家计量认证要求；身高测量采用金属立柱式身高计，最大测量值为 2.0 m，精确度 0.1 cm；体重测量采用电子体重秤，最大称量 150 kg，精确度 0.1 kg；腰围、臀围和颈围测量均采用腰围尺，长度为 1.5 m、宽度为 1 cm、精确度 0.1 cm；血压测量采用欧姆龙电子血压计，精确度 1 mmHg；体脂测量采用欧姆龙电子体脂计，精确度 0.1%；血氧饱和度测量采用鱼跃电子血氧计，精确度 1%。

所有测量方法符合中华人民共和国行业标准《人群健康监测人体测量方法》（WS/T 424—2013）标准要求。

3. 实验室检测

（1）人员与器材：实验室检测包括样品采集、保存、运输和样品检测。所有实验室工作人员参加统一培训，经考核合格后上岗；各环节所需器材由检测公司和南京市疾病预防控制中心统一配备。

（2）样本采集、保存和运输：现场采集调查对象空腹静脉血 15 ml，分装 4 个试管，冷藏保存；由南京市红十字医院安排统一运输至实验室进行检测。

（3）检测项目：静脉空腹血糖、空腹血脂 4 项（总胆固醇、甘油三酯、高密度脂蛋白胆固醇、低密度脂蛋白胆固醇）、肾功能 3 项（血尿酸、血肌酐、尿素氮）、肝功能 3 项（谷丙转氨酶、谷草转氨酶、总胆红素）、糖化血红蛋白、同型半胱氨酸。

（4）检测结果反馈：以居委会为单位，完成对实验室检测结果的反馈。反馈形式要求详见 2023 年《秦淮区成人慢性病防控社会因素调查总体工作方案》。

五、样本代表性评价

（一）调查地区分布

本次调查覆盖秦淮区所有街道（朝天宫街道、五老村街道、洪武路街道、大光路街道、瑞金路街道、月牙湖街道、光华路街道、秦虹街道、夫子庙街道、红花街道、中华门街道、双塘街道 12 个街道）。秦淮区地图如图 1–1。

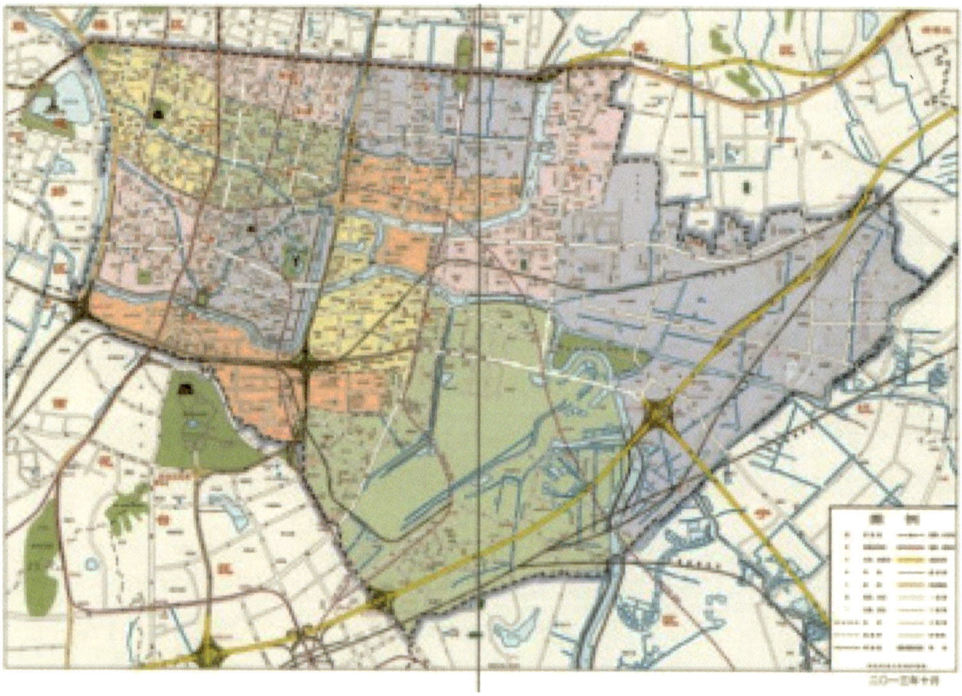

图 1–1　秦淮区地图

（二）基本人口学指标样本

本次调查样本性别比（男 : 女）为 1.06：1，与调查方案中总人口性别比（1.06：1）一致；调查样本中年龄段（18 ~ 34 岁、35 ~ 59 岁、60 岁及以上）人数比为 3.4：4.5：2.1，与调查方案要求的年龄段比例（3.4：4.5：2.1）一致。

（三）调查样本与全区人口的年龄、性别构成比较

以本次监测调查的实际样本数据作为样本，以南京市第六次人口普查数据作为总体，比较样本年龄分布与总体人口年龄分布的一致性（注：由于缺少南京市 18 ~ 19 岁组人口数据，所以全市人口数据第一组为 15 ~ 19 岁人口数据）。

1. 人口金字塔

人口金字塔是将人口的性别、年龄分组数据，以年龄组为纵轴，以年龄组人口构成比为横轴，男女性别分于两侧绘制而成。人口金字塔可形象、直观地表示出年龄、性别的构成情况。

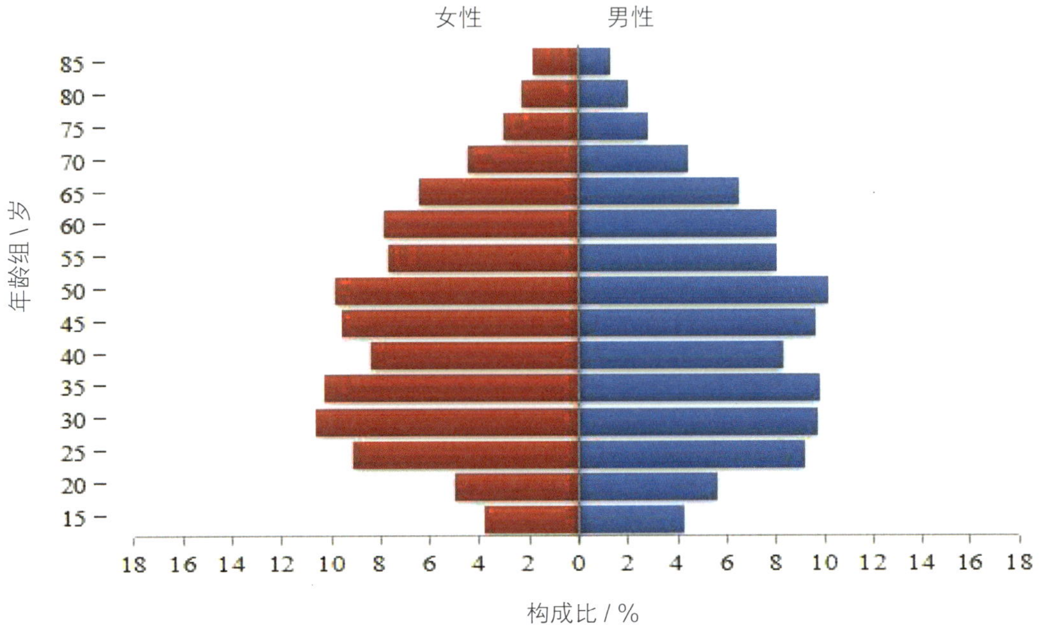

图 1-2 南京市第六次人口普查数据人口金字塔

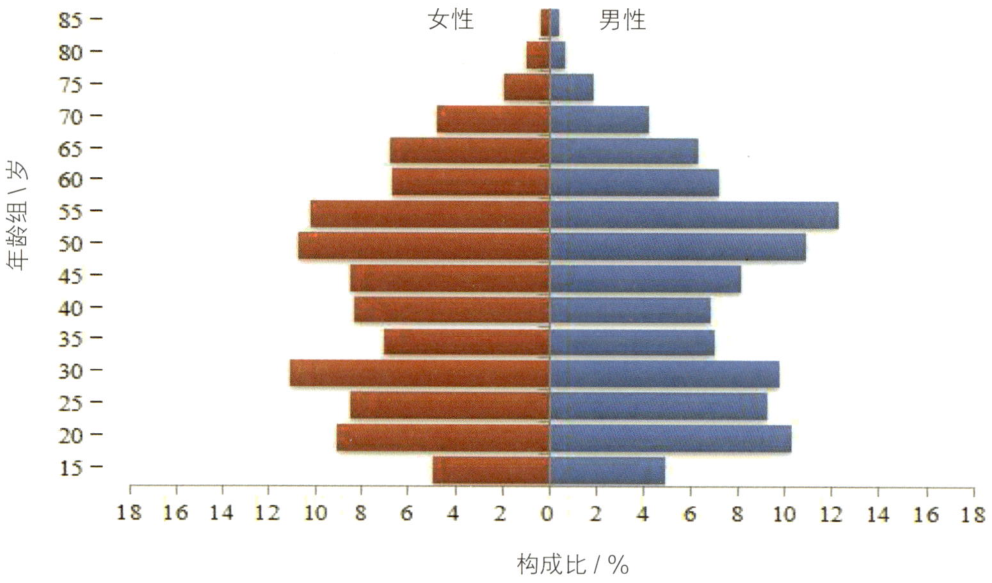

图 1–3　2023 年秦淮区慢性病防控社会因素调查样本人口金字塔

如图 1–2、图 1–3 所示，调查样本数据性别分布与南京市人口性别总体分布一致。但年龄分布略有不同，主要表现调查样本在 20 ~ 30 岁、55 ~ 60 岁人群比例偏高，35 ~ 40 岁人群比例偏低。

2. 拟合优度检验

本次调查设计抽样 12 000 人，实际获得有效调查样本 11 638 人。经拟合优度检验显示：调查样本年龄、性别构成与南京市总人口年龄、性别构成基本一致，样本具有较好的代表性（表 1–2）。

3. 玛叶指数（Myer’s Index）

玛叶指数是判断调查质量的一种方法：先假设在一个不存在任何数据偏倚的人口中，以 0 ~ 9 中的任何一个数字结尾的年龄别人口数，应该占总人口的 1/10。实际人口年龄分布与理论分布差数的绝对值之和，称为玛叶指数。玛叶指数的取值范围为 0 ~ 99，0 表示现实数据严格符合理论分布，没有任何堆积现象；99 表示该人口年龄都是同一个数字结尾。一般情况下，由于各年龄组均存在死亡、迁移等现象，而且各年龄组死亡率、迁移率均不一致，所以实际人口年龄分布与理论分布有偏差，但玛叶指数不能大于 60，大于 60 则可以肯定该调查人口数据存在严重的年龄偏好，即堆积现象。此次调查计算的玛叶指数为 6.598，说明调查样本代表性较好，调查样本无年龄偏好（表 1–3）。

表 1-2 调查样本的年龄构成拟合优度检验

年龄组/岁	男性			女性			合计		
	全市 (P_i)	样本 (S_i)	$\frac{(S_i-P_i)^2}{P_i}$	全市 (P_i)	样本 (S_i)	$\frac{(S_i-P_i)^2}{P_i}$	全市 (P_i)	样本 (S_i)	$\frac{(S_i-P_i)^2}{P_i}$
18 ~	4.277	4.852	0.077	3.782	4.981	0.380	4.026	4.915	0.196
20 ~	5.567	10.273	3.977	4.980	9.133	3.462	5.270	9.718	3.755
25 ~	9.228	9.219	0.000	9.112	8.461	0.047	9.169	8.850	0.011
30 ~	9.765	9.821	0.000	10.620	11.093	0.021	10.198	10.440	0.006
35 ~	9.853	6.977	0.840	10.296	6.995	1.058	10.077	6.986	0.948
40 ~	8.289	6.776	0.276	8.385	8.267	0.002	8.337	7.501	0.084
45 ~	9.631	8.148	0.228	9.516	8.514	0.105	9.572	8.326	0.162
50 ~	10.151	10.942	0.062	9.795	10.758	0.095	9.970	10.852	0.078
55 ~	8.017	12.264	2.250	7.704	10.246	0.838	7.858	11.282	1.492
60 ~	8.059	7.228	0.086	7.832	6.748	0.150	7.944	6.994	0.114
65 ~	6.479	6.324	0.004	6.391	6.801	0.026	6.434	6.556	0.002
70 ~	4.448	4.183	0.016	4.421	4.769	0.027	4.434	4.468	0.000
75 ~	2.854	1.891	0.325	2.987	1.872	0.416	2.922	1.882	0.370
80 ~	2.052	0.736	0.844	2.325	1.007	0.748	2.191	0.868	0.799
≥ 85	1.330	0.368	0.696	1.853	0.353	1.213	1.595	0.361	0.955
合计	100.000	100.000	9.681	100.000	100.000	8.589	100.000	100.000	8.972
	$\chi^2=9.681$		$P>0.05$	$\chi^2=8.589$		$P>0.05$	$\chi^2=8.972$		$P>0.05$

注：自由度为 $(K-1)-2=12$，$\chi^2(0.05,12)=21.03$

表 1-3　2023 年秦淮区社会因素调查样本玛叶指数计算表

年龄尾数（1）	18 岁及以上		30 岁及以上		（2）×（3）+（4）×（5）（6）	样本值百分构成 /%（7）	与 10% 的绝对差值（8）
	人数（2）	权数系数（3）	人数（4）	权数系数（5）			
0	1 181	1	1 016	9	10 325	9.720	0.280
1	1 206	2	970	8	10 172	9.576	0.424
2	1 230	3	947	7	10 319	9.714	0.286
3	1 165	4	940	6	10 300	9.697	0.303
4	1 145	5	923	5	10 340	9.734	0.266
5	1 103	6	898	4	10 210	9.612	0.388
6	1 027	7	815	3	9 634	9.070	0.930
7	1 058	8	855	2	10 174	9.578	0.422
8	1 202	9	721	1	11 539	10.863	0.863
9	1 321	10	820	0	13 210	12.436	2.436
合计	11 638		8 905		106 223	100.000	玛叶指数 =6.598

六、质量控制与评价

为保证本次调查能够有序开展，确保调查数据的真实性和可靠性，秦淮区疾病预防控制中心在南京市疾病预防控制中心的指导下，制定了质量控制标准，建立了质量控制体系，对人员培训、现场调查、数据录入和清理等各个环节实施严格的质量控制；对调查工作进行全程实时动态监控，一旦发现质量问题，及时采取应对措施，保证了质量控制工作的时效性。

（一）质量控制方法与措施

本次慢性病防控社会因素调查实行四个统一：统一方案、手册与问卷；统一培训与考核；统一设备与试剂；统一数据录入与清理。

调查工作开始前，秦淮区慢性病综合防控示范区建设领导小组办公室组织制定调查工作方案；使用南京市疾控中心编制的调查问卷；在确保各阶段抽样过程中本底资料真实性、可靠性和调查对象代表性的前提下抽取调查对象；安排专人负责质控工作；组织开展区级培训。

各监测点按照区级工作要求制定本辖区调查工作方案；安排专人负责现场调查及质控工作；确保所有测量仪器均符合国家计量认证要求、精确度符合调查方案要求，测量方法符合中华人民共和国行业标准－人群健康监测人体测量（WS/T424-2013）标准要求。

每个调查机构首次开展调查时均由市、区疾控机构对参与调查的工作人员再次开展现场培训。现场调查信息采用南京市疾病预防控制中心开发的“南京市成人慢性病防控社会因素调查系统”进行实时 PAD 录入。

市、区级质控人员以调查机构为单位，于调查前、中、后期共抽取 5% 的调查户，确认调查对象是否符合抽样要求，符合率应为 100%；抽取 5% 的调查对象，对其身高、体重、颈围、腰围和血压的测量结果进行复核，符合率均应大于 95%；抽取 5% 的问卷，利用南京市成人慢性病防控社会因素质控与管理系统进行个人问卷评审，问卷漏项率、逻辑错误率和录入错误率均应低于 5%；调查过程中，各调查机构及时备份调查数据，防止意外丢失；秦淮区疾控中心以调查机构为单位开展数据质控，发现问题及时反馈至各调查单位，并督促各单位对存在问题的数据进行复核、修改录入。

（二）多阶段质量控制结果与评价

1. 调查前期质量控制

（1）秦淮区慢性病综合防控示范区建设领导小组办公室根据《国家慢性病综合防控示范区建设指标体系（2020 版）》和《南京市成人慢性病防控社会影响因素调查工作手册》，组织制定了《秦淮区慢性病防控社会因素调查总体工作方案》，方案切实可行；秦淮区疾病预防控制中心按照抽样原则抽取调查对象，组织开展了区级培训工作；各监测点均按照区级工作要求制定本辖区调查工作方案，安排专人负责现场调查及质控工作。

（2）调查员选择和培训

① 市、区级调查人员：均具有中级或以上技术职称，有从事大型流行病学现场调查工作经验和良好的沟通、交流能力；身体健康，能够承担调查培训及现场调查工作。

② 调查机构工作人员：均具备医学相关知识；有良好的沟通和交流能力；熟练掌握身体测量标准和方法、血液样本采集技术；身体健康，能够胜任调查工作。

③ 实验室检测人员：承担本次调查实验室检测工作的工作人员具备临床医学检验技术专业资格。

④ 调查员培训：参与调查的工作人员均经过了统一培训，内容涵盖调查方案、抽样方法、问卷调查、体格检查、血样采集及实验室检测等。

（3）测量仪器、测量方法：各调查单位（社区卫生服务中心）配备的调查用测量仪器均符合国家计量认证要求、精确度符合调查方案要求；现场调查中所使用的测量方法均符合中华人民共和国行业标准－人群健康监测人体测量（WS/T424-2013）标准要求。

2. 现场调查质量控制

（1）秦淮区首个现场调查点启动时，疾病预防控制中心组织了区内所有调查机构相关工作人员到现场进行观摩、交流。

（2）调查过程中，所有调查对象均按方案要求完成了全部调查内容（询问调查、身体测量、实验室检测）；调查对象置换率 <10%。

（3）市、区级质控人员对各机构调查过程前、中、后期分别抽取了 5% 的调查户进行调查对象复核，调查对象符合率为 100%；抽取了 5% 的调查对象复测身高、体重、腰围和血压，测量结果符合率均大于 98%；抽取了 5% 的问卷，利用南京市成人慢性病防控社会因素质控与管理系统进行个人问卷评审，问卷漏项率、逻辑错误率和录入错误率均低于 5%。

（4）血液样品严格按照实验室检测要求进行采集、编码、交接、保存和运输。

（5）本次实验室检测工作由资质认证合格的实验室承担，已通过实验室性能验证，实验室工作人员熟练掌握调查涉及的各类指标检测方法。

（6）每次调查结束后，各调查机构均及时备份调查数据，防止意外丢失。

3. 调查后期质量控制

（1）各调查机构均按照要求，准确地将收集到的调查信息上传至南京市成人慢性病防控社会因素质控与管理系统；及时将调查结果反馈给调查对象。

（2）秦淮区疾病预防控制中心以监测点为单位开展数据质控，发现问题及时反馈至各调查单位，各调查单位负责对有问题的数据进行复核、修改录入。

（3）各调查单位及时将调查器材和相关资料整理、归档保存。

七、统计分析与结果表述

（一）统计分析

2023 年秦淮区慢性病防控社会因素调查结果主要以年龄、性别作为分层因素，采用均数、率、构成比等指标进行统计描述。为更优估计秦淮区 18 岁及以上居民慢性病及危险因素流行状况，调查结果采用了复杂抽样加权的方法进行调整。

（二）加权调整

本次调查采用了多阶段复杂抽样设计，需对样本进行抽样加权；又由于抽样造成了样本与总体分布上的偏差（主要为年龄和性别的偏差），故进一步对样本结构进行了事后分层调整。

1. 抽样权重

按照本次调查的抽样设计，样本个体的抽样权重 W_{design} 计算公式如下：

$$W_{design} = W_{d1} \times W_{d2} \times W_{d3} \times W_{d4}$$

其中：W_{d1} 为样本街道的抽样权重，由抽样软件在抽样过程中计算生成，其值为按照人口规模大小排序后的系统抽样下样本街道总数除以抽中的街道数。

W_{d2} 为样本村 / 居委会的抽样权重，其值为按照人口规模大小排序后的系统抽样下样本所在街道村 / 居委会总数除以抽中的村 / 居委会数。

W_{d3} 为样本居民小组的抽样权重，其值为样本所在村 / 居委会居民小组数除以抽中的居民小组数。

W_{d4} 为样本家庭户的抽样权重，其值为在简单随机抽样下样本所在居民小组家庭户的总数除以抽中的家庭户数。

2. 事后分层权重

分层因素包括性别 2 层（男性、女性）、年龄 15 层（18 ~ 19 岁，20 ~ 24 岁、25 ~ 29 岁、30 ~ 34 岁、35 ~ 39 岁、40 ~ 44 岁、45 ~ 49 岁、50 ~ 54 岁、55 ~ 59 岁、60 ~ 64 岁、65 ~ 69 岁、70 ~ 74 岁、75 ~ 79 岁、80 ~ 84 岁，85 岁及以上），共分为 30 层（2×15）。将抽样权重加权的调查样本与 2023 年南京市第六次人口普查数据按照上述分层因素进行相同分层后，每层事后分层权重值的计算公式如下：

W_{ps} = 常住人口在第 n 层的人口数 / 监测样本在第 n 层的人口数

样本个体最终权重计算公式为：$W = W_{design} \times W_{nonresponse} \times W_{ps}$

八、可能性偏差

本次调查是采用集中调查为主、入户调查为辅的方式进行，虽然在调查的各个环节均采取了有效的质量控制措施，但由于以下几个方面的原因，调查结果可能存在偏差：一是由于人口流动性较大、18 ~ 34 岁人群难以参与调查以及调查对象置换等多种因素，可能导致最终的调查样本与总人群人口结构不均衡，存在一定的选择偏差；二是由于调查员的询问与测量方法存在个人习惯、被调查者对过往信息的回忆存在误差，可能使调查结果产生一定程度的信息偏差；三是本次现场调查工作在 5 个月左右的时间段内集中完成，采集的居民饮酒、膳食和身体活动等行为因素信息会因季节时段不同而产生偏差。

第二章　基本情况

一、调查对象性别和年龄分布

2023 年秦淮区慢性病防控社会因素调查，完整收集 11 638 人相关调查信息，其中男性 5 977 人（占 51.4%），女性 5 661 人（占 48.6%），男女性别比为 1.06 ：1。

本次调查对象最小年龄 18 岁，最大年龄 94 岁，平均年龄 44.9 岁（男性 44.8 岁，女性 45.0 岁）。18 ~ 34 岁者 3 948 人，占比 33.9%；35 ~ 59 岁者 5 231 人，占比 44.9%；60 岁及以上者 2 459 人，占比 21.1% ，年龄段（18 ~ 34 岁：35 ~ 59 岁：60 岁及以上）比例为 3.4 ：4.5 ：2.1（表 2–1）。

表 2–1　2023 年秦淮区慢性病及其危险因素监测调查人群不同性别和年龄构成

性别	年龄组 / 岁	合计	
		人数	人群占比 /%
男性	18 ~ 34	2 042	34.2
	35 ~ 59	2 696	45.1
	≥ 60	1 239	20.7
	小计	5 977	100
女性	18 ~ 34	1 906	33.7
	35 ~ 59	2 535	44.8
	≥ 60	1 220	21.6
	小计	5 661	100
合计	18 ~ 34	3 948	33.9
	35 ~ 59	5 231	44.9
	≥ 60	2 459	21.1
	小计	11 638	99.9

二、调查对象职业分布

本次调查对象中，蓝领人员 2 983 人，占比 25.6%；服务人员 2 432 人，占比 20.9%；白领人员 2 993 人，占比 25.7%；在校学生 902 人，占比 7.8%；未就业人员 257 人，占比 2.2%；家务人员 189 人，占比 1.6%；离退休人员 1 882 人，占比 16.2%（表 2–2）。

表 2–2　2023 年秦淮区慢性病防控社会因素调查人群职业、文化程度和婚姻状况水平构成

分类		合计	
		人数	人群占比 /%
职业	蓝领人员	2 983	25.6
	服务人员	2 432	20.9
	白领人员	2 993	25.7
	在校学生	902	7.8
	未就业人员	257	2.2
	家务人员	189	1.6
	离退休人员	1 882	16.2
	小计	11 638	100.0
文化程度	小学及以下	1 371	11.8
	初中 / 高中	5 431	46.7
	大专及以上	4 836	41.6
	小计	11 638	100.1
婚姻状况	未婚	2 781	23.9
	已婚 / 同居	8 421	72.4
	其他	436	3.7
	小计	11 638	100.0

三、调查对象文化程度分布

本次调查对象中，文化程度小学及以下者 1 371 人，占比 11.8%；初中 / 高中者 5 431 人，占比 46.7%；大专及以上者 4 836 人，占比 41.6%（表 2-2）。

四、调查对象婚姻状况分布

本次调查对象中，未婚者 2 781 人，占比 23.9%；已婚 / 同居者 8 421 人，占比 72.4%；其他状况者 436 人，占比 3.7%（表 2-2）。

第三章　吸烟情况

一、相关指标定义

（一）吸烟率

调查时吸烟者和以前曾经吸烟的人占有效分析人数的比例。

（二）现在吸烟率

调查时吸烟的人占有效分析人数的比例。

（三）现在每日吸烟率

调查时吸烟且每日吸烟的人占有效分析人数的比例。

（四）重型吸烟率

现在每日吸烟者中日均吸烟量≥ 20 支的人所占的比例。

（五）吸烟指数

现在每日吸烟包数与吸烟年数的乘积，单位为“包年”。

（六）戒烟率

既往曾经吸烟，调查时已经不存在吸烟行为的人在曾经吸烟者及现在吸烟者中所占的比例。

（七）成功戒烟率

戒烟者中，最后一次戒烟距离调查时已有 2 年及以上的人在曾经吸烟者及现在吸烟者中所占的比例。

（八）尝试戒烟率

现在吸烟者中曾经认真考虑过要戒烟并有所行动的人所占的比例。

（九）被动吸烟率

现在非吸烟者中，每周至少 1 天暴露于二手烟者所占的比例。

二、吸烟情况

（一）吸烟率

2023 年秦淮区 18 岁及以上居民吸烟率为 22.1%，通过权重调整后为 22.6%，男性远高于女性，分别为 41.4% 和 1.7%。男性 35 ~ 59 岁人群最高，为 47.7%；18 ~ 34 岁人群最低，为 32.1%。女性 18 ~ 34 岁人群最高，为 1.9%（表 3-1）。

表 3-1　2023 年秦淮区不同性别、年龄居民吸烟率

性别	年龄组 / 岁	合计	
		人数	吸烟率 /%
男性	18 ~ 34	656	32.1
	35 ~ 59	1 287	47.7
	≥ 60	533	43.0
	小计	2 476	41.4
女性	18 ~ 34	36	1.9
	35 ~ 59	45	1.8
	≥ 60	17	1.4
	小计	98	1.7
合计	18 ~ 34	692	17.5
	35 ~ 59	1 332	25.5
	≥ 60	550	22.4
	小计	2 574	22.1

不同文化程度人群中，初中 / 高中者吸烟率最高，为 28.5%；大专及以上者最低，为 16.1%。男性、女性均以初中 / 高中者最高，分别为 47.9%、2.3%（图 3-1）。从职业分布来看，蓝领人员吸烟率最高，为 27.7%；其次为服务人员，为 27.5%；家务人员最低，为 3.2%（图 3-2）。

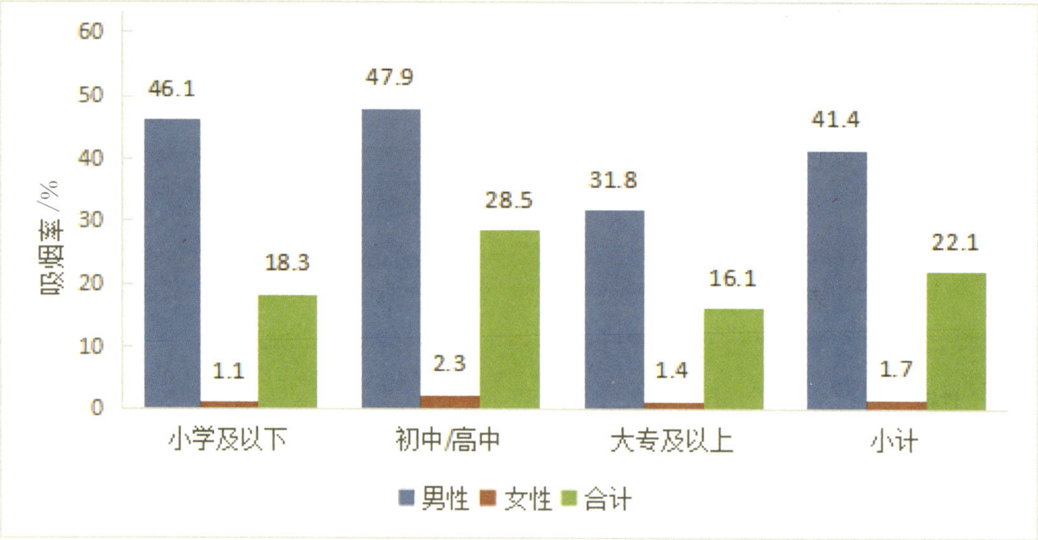

图 3-1　2023 年秦淮区不同性别、文化程度居民吸烟率

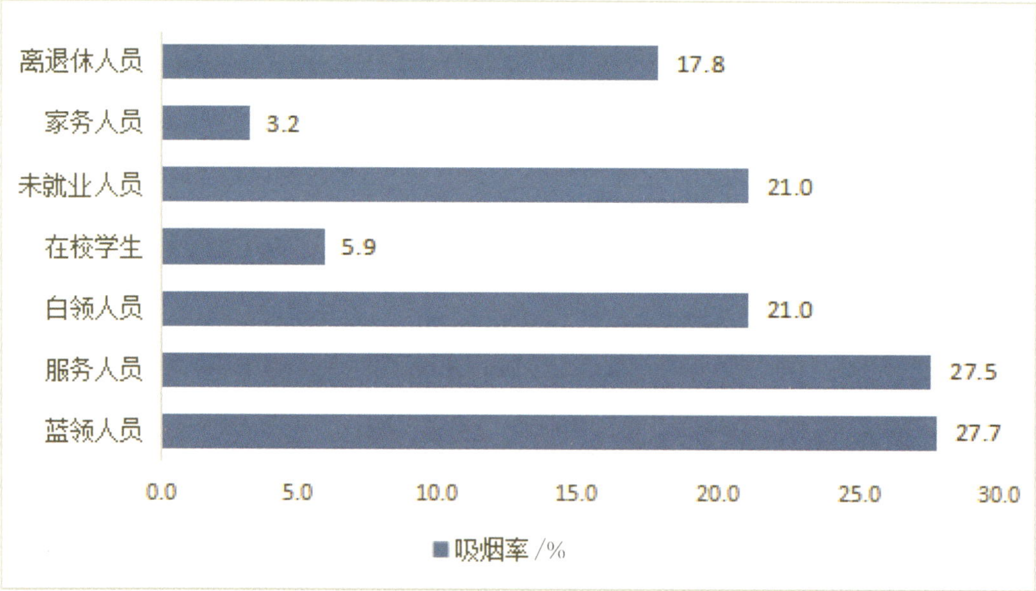

图 3-2　2023 年秦淮区不同职业居民吸烟率

（二）现在吸烟率

2023 年秦淮区 18 岁及以上居民现在吸烟率为 19.5%，通过权重调整后为 19.8%，男性远高于女性。男性 35 ~ 59 岁人群最高，为 43.3%；18 ~ 34 岁人群最低，为 30.0%。女性 18 ~ 34 岁人群最高，为 1.7%；60 岁及以上人群最低，为 1.1%（表 3-2）。

表 3-2　2023 年秦淮区不同性别、年龄居民现在吸烟率

性别	年龄组 / 岁	合计	
		人数	现在吸烟率 /%
男性	18 ~ 34	612	30.0
	35 ~ 59	1 168	43.3
	≥ 60	403	32.5
	小计	2 183	36.5
女性	18 ~ 34	32	1.7
	35 ~ 59	40	1.6
	≥ 60	14	1.1
	小计	86	1.5
合计	18 ~ 34	644	16.3
	35 ~ 59	1 208	23.1
	≥ 60	417	17.0
	小计	2 269	19.5

不同文化程度人群中，初中 / 高中者现在吸烟率最高，为 25.5%，大专及以上者最低，为 14.0%。男性、女性均以初中 / 高中者最高，分别为 43.0%、2.1%（图 3-3）。从职业分布来看，蓝领人员和服务人员现在吸烟率最高，为 25.1%；其次为未就业人员（18.7%）；家务人员最低，为 2.1%（图 3-4）。

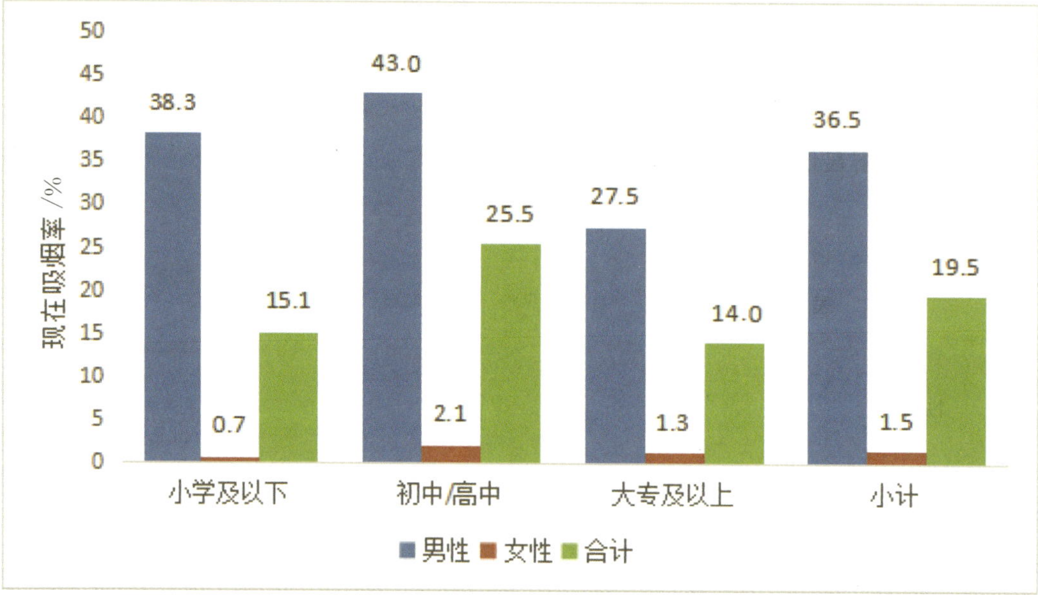

图 3-3　2023 年秦淮区不同性别、文化程度居民现在吸烟率

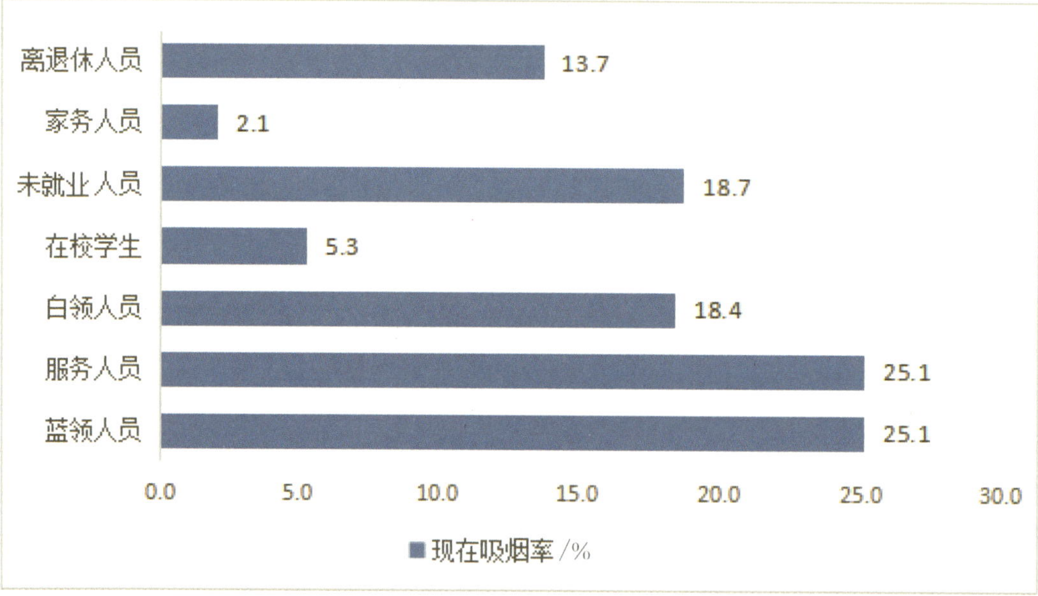

图 3-4　2023 年秦淮区不同职业居民现在吸烟率

（三）现在每日吸烟率

2023 年秦淮区 18 岁及以上居民现在每日吸烟率为 16.7%，通过权重调整后为 17.0%，男性远高于女性。35 ~ 59 岁人群现在每日吸烟率最高，为 20.1%；18 ~ 34 岁人群最低，为 13.2%。男性和女性 35 ~ 59 岁人群最高，分别为 37.9%、1.2%（表 3-3）。

表 3-3　2023 年秦淮区不同性别、年龄居民现在每日吸烟率

性别	年龄组 / 岁	合计	
		人数	每日吸烟率 /%
男性	18 ~ 34	504	24.7
	35 ~ 59	1 022	37.9
	≥ 60	360	29.1
	小计	1 886	31.6
女性	18 ~ 34	18	0.9
	35 ~ 59	30	1.2
	≥ 60	9	0.7
	小计	57	1.0
合计	18 ~ 34	522	13.2
	35 ~ 59	1 052	20.1
	≥ 60	369	15.0
	小计	1 943	16.7

不同文化程度人群中，初中 / 高中者现在每日吸烟率最高，为 22.5%；大专及以上者最低，为 11.0%。男性和女性均以初中 / 高中者最高，分别为 38.2% 和 1.4%（图 3-5）。从职业分布来看，蓝领人员现在每日吸烟率最高，为 22.3%；其次为服务人员（21.1%）；家务人员最低，为 1.6%（图 3-6）。

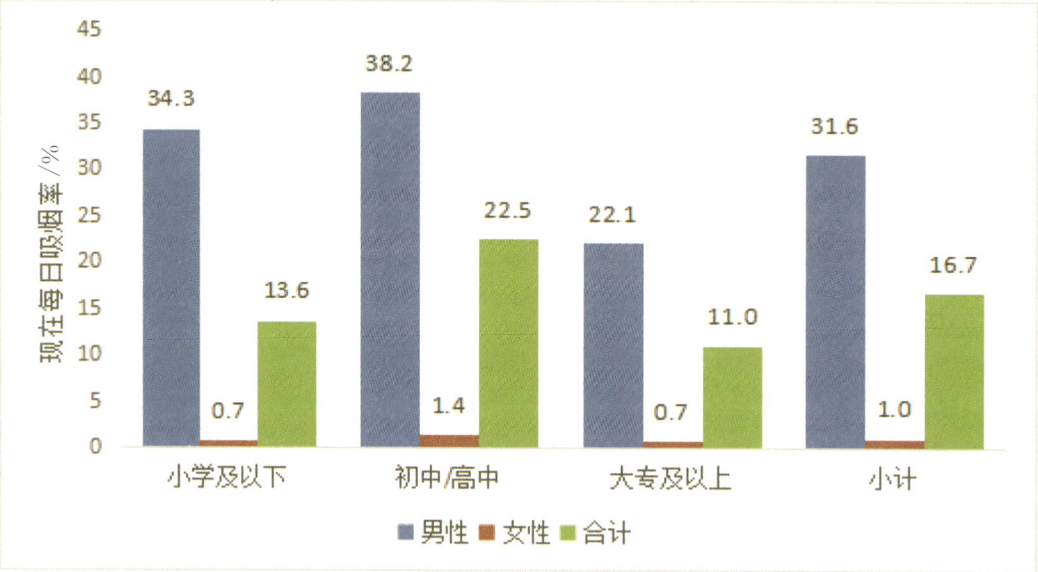

图 3-5　2023 年秦淮区不同性别、文化程度居民现在每日吸烟率

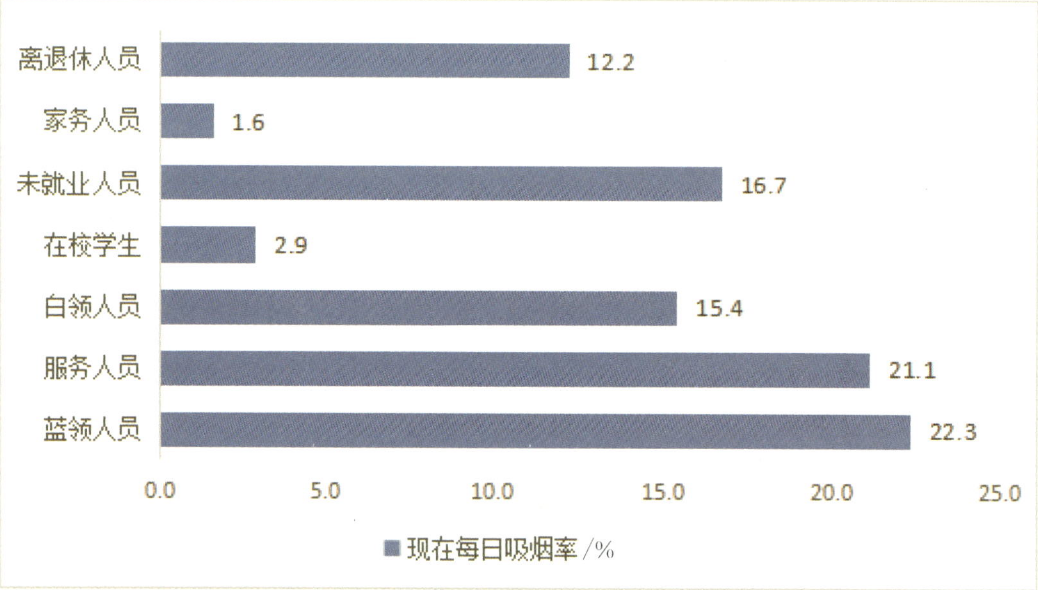

图 3-6　2023 年秦淮区不同职业居民现在每日吸烟率

（四）平均开始每日吸烟年龄

秦淮区 18 岁及以上现在每日吸烟者平均开始每日吸烟年龄为 21.2 岁，男性为 21.1 岁，女性为 24.8 岁。年龄组越小的人群，平均开始每日吸烟年龄越早（表 3-4）。

表 3-4 2023 年秦淮区不同性别、年龄现在每日吸烟者平均开始每日吸烟年龄

性别	年龄组 / 岁	平均开始每日吸烟年龄 / 岁
男性	18 ~ 34	18.6
	35 ~ 59	21.7
	≥ 60	22.8
	小计	21.1
女性	18 ~ 34	21.6
	35 ~ 59	25.5
	≥ 60	28.7
	小计	24.8
合计	18 ~ 34	18.7
	35 ~ 59	21.8
	≥ 60	23.0
	小计	21.2

文化程度为小学及以下的现在每日吸烟者平均开始每日吸烟年龄最晚（图 3-7）。从职业分布来看，家务人员平均开始每日吸烟年龄最晚，为 31.3 岁；其次为离退休人员（22.9 岁）和蓝领人员（21.4 岁）；在校学生平均开始每日吸烟年龄最早，为 17.1 岁（图 3-8）。

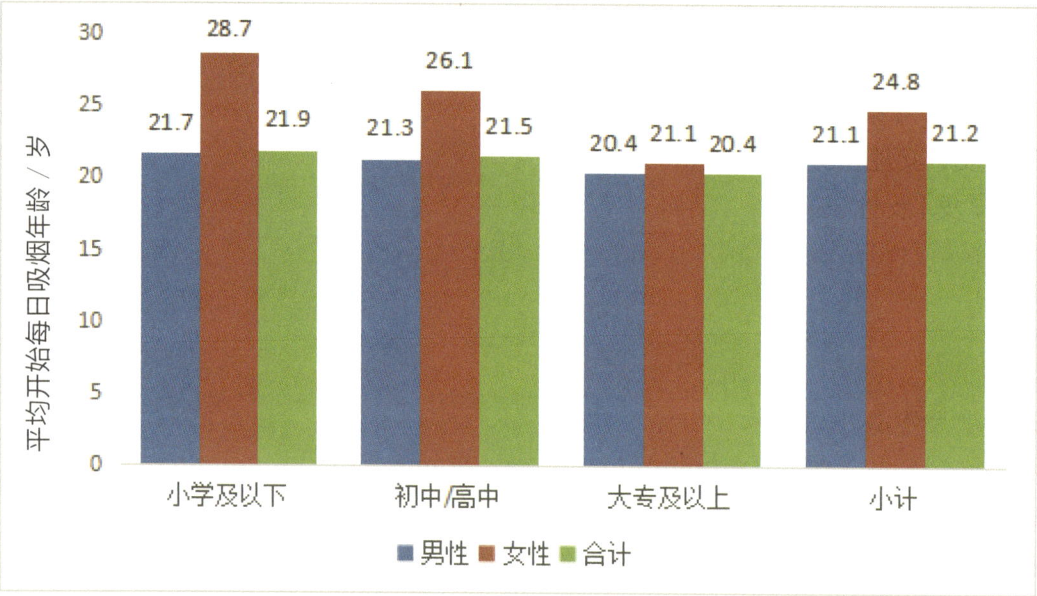

图 3-7　2023 年秦淮区不同性别、文化程度现在每日吸烟者平均开始每日吸烟年龄

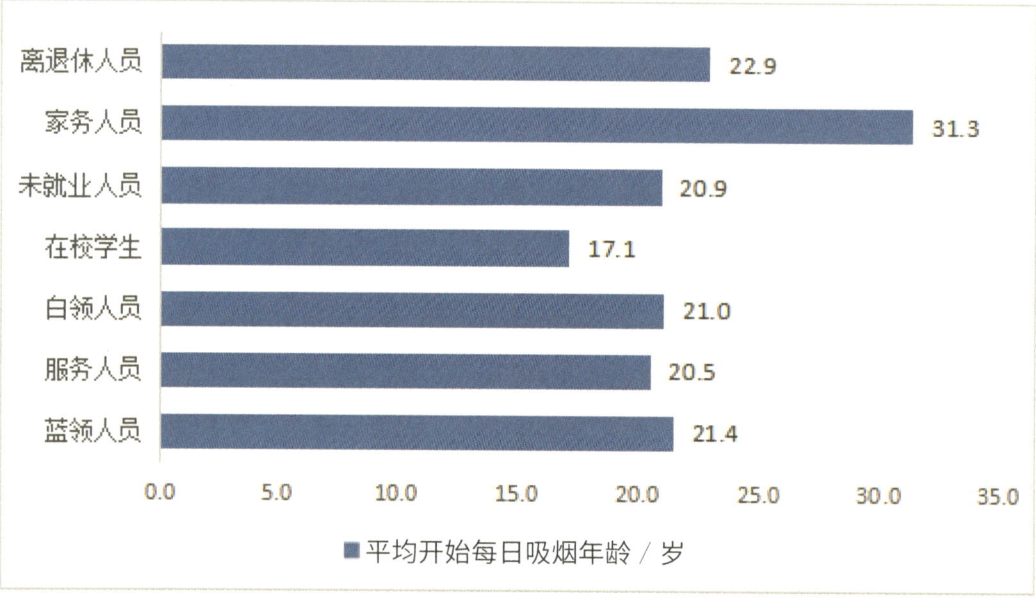

图 3-8　2023 年秦淮区不同职业现在每日吸烟者平均开始每日吸烟年龄

（五）每日吸烟量

1. 日均吸烟量

2023 年秦淮区 18 岁及以上居民现在吸烟者中平均每日吸烟量为 13.0 支，男性 13.2 支，女性 8.0 支。男性 35 ~ 59 岁人群最高，为 14.9 支；18 ~ 34 岁人群最低，为 9.7 支。女性 35 ~ 59 岁人群最高，为 10.1 支；18 ~ 34 岁人群最低，为 4.7 支（表 3-5）。

表 3-5　2023 年秦淮区不同性别、年龄居民日均吸烟量

性别	年龄组 / 岁	日均吸烟量 / 支
男性	18 ~ 34	9.7
	35 ~ 59	14.9
	≥ 60	13.6
	小计	13.2
女性	18 ~ 34	4.7
	35 ~ 59	10.1
	≥ 60	9.4
	小计	8.0
合计	18 ~ 34	9.4
	35 ~ 59	14.7
	≥ 60	13.4
	小计	13.0

现在吸烟者日均吸烟量随文化程度升高而下降。小学及以下人群最高，为 16.0 支；大专及以上人群最低，为 10.7 支（图 3-9）。从职业分布来看，未就业者现在每日吸烟量最高，为 17.1 支；其次为蓝领人员（14.1 支）和离退休人员（13.9 支）；在校学生最低，为 4.1 支（图 3-10）。

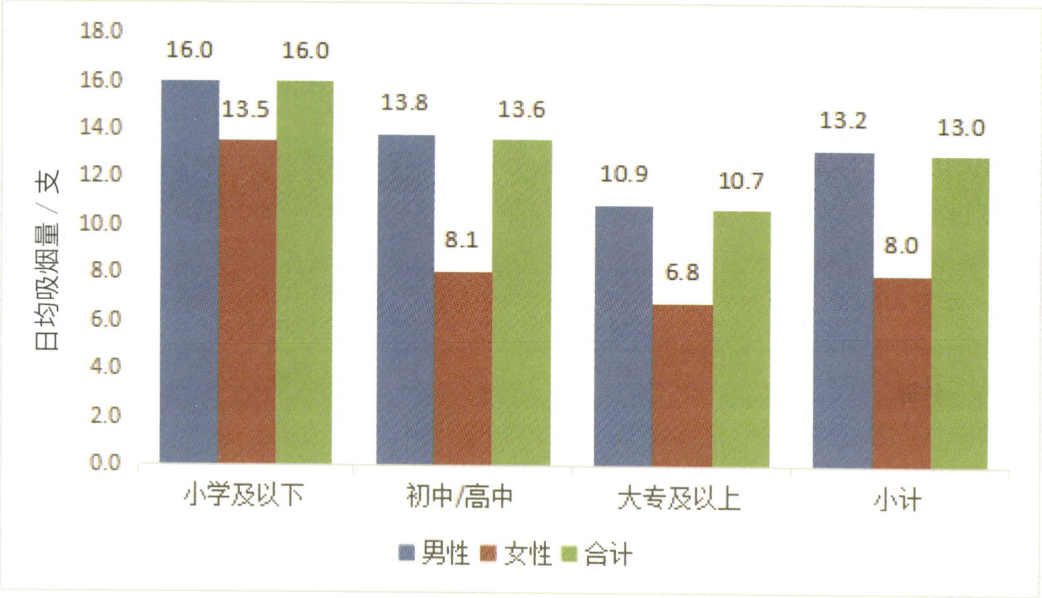

图 3-9　2023 年秦淮区不同性别、文化程度居民日均吸烟量

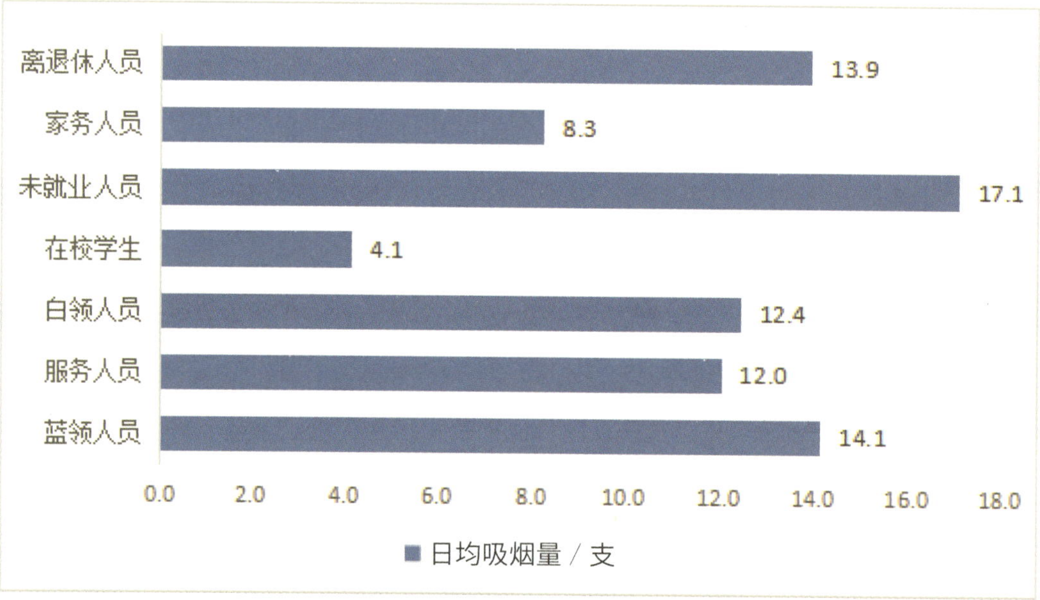

图 3-10　2023 年秦淮区不同职业居民日均吸烟量

2. 重型吸烟率

2023 年秦淮区 18 岁及以上居民重型吸烟率为 34.6%，通过权重调整后为 34.5%，男性高于女性。男性 35 ~ 59 岁人群最高，为 43.2%；18 ~ 34 岁人群最低，为 19.1%。女性重型吸烟率随年龄增长而上升，60 岁及以上人群最高，为 28.6%（表 3-6）。

表 3-6 2023 年秦淮区不同性别、年龄居民重型吸烟率

性别	年龄组 / 岁	合计	
		人数	重型吸烟率 /%
男性	18 ~ 34	117	19.1
	35 ~ 59	505	43.2
	≥ 60	147	36.5
	小计	769	35.2
女性	18 ~ 34	0	0.0
	35 ~ 59	11	27.5
	≥ 60	4	28.6
	小计	15	17.4
合计	18 ~ 34	117	18.2
	35 ~ 59	516	42.7
	≥ 60	151	36.2
	小计	784	34.6

重型吸烟率随文化程度升高而下降，小学及以下人群最高，为 52.2%（图 3-11）。从职业分布来看，未就业人员重型吸烟率最高，为 52.1%；服务人员最低，为 30.3%（图 3-12）。

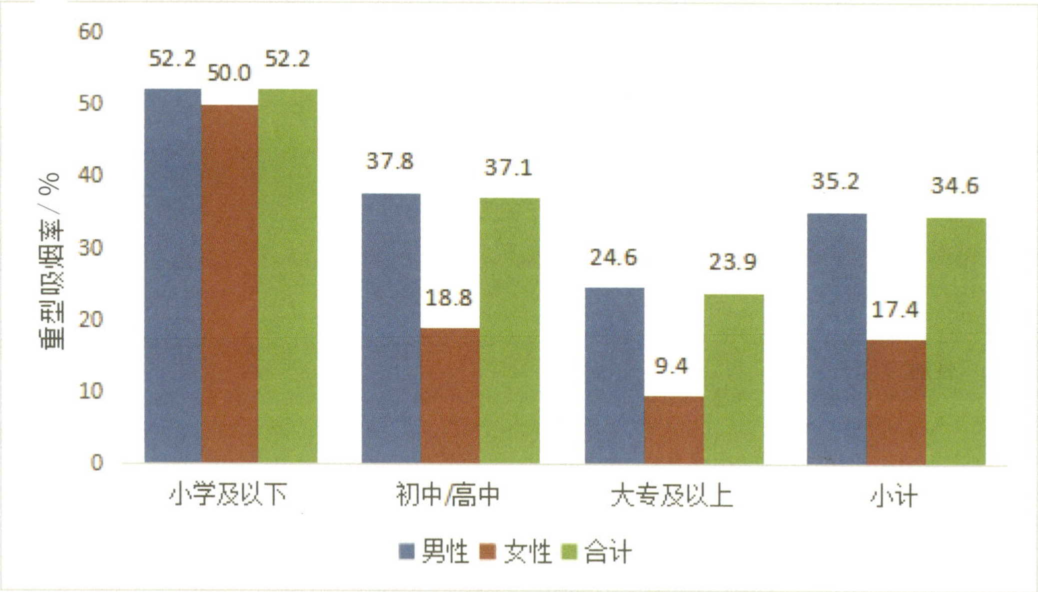

图 3-11　2023 年秦淮区不同性别、文化程度居民重型吸烟率

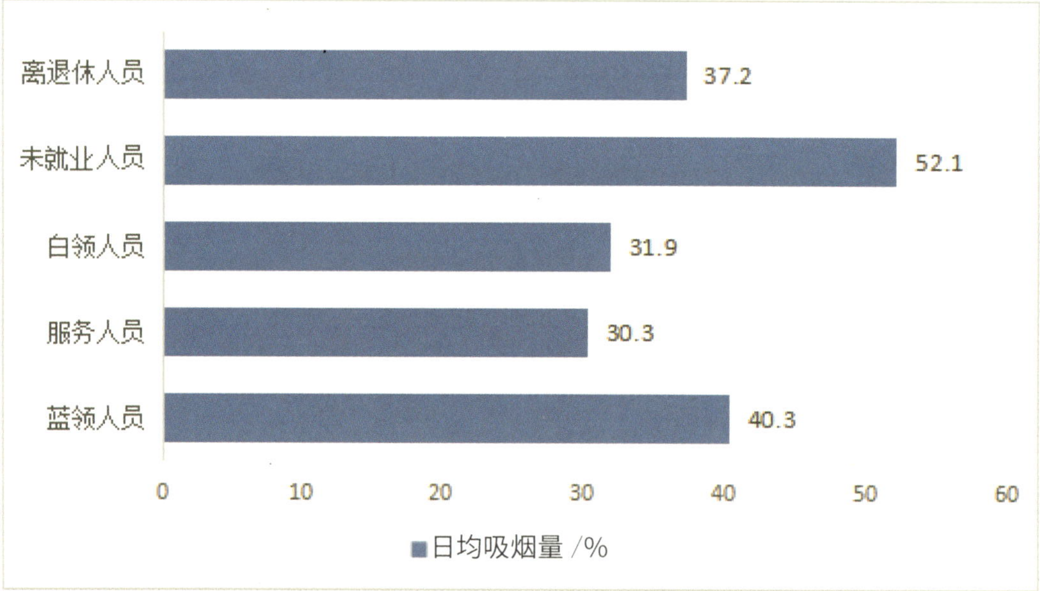

图 3-12　2023 年秦淮区不同职业居民重型吸烟率

3. 吸烟指数

2023 年秦淮区 18 岁及以上居民吸烟指数为 16.8 包年，男性 17.2 包年，女性 8.1 包年。吸烟指数随年龄增长而递增，男性和女性均以 60 岁及以上人群最高，分别为 29.1 包年和 17.5 包年；18 ~ 34 岁人群最低，分别为 4.1 包年和 1.1 包年（表 3-7）。

表 3-7　2023 年秦淮区不同性别、年龄居民吸烟指数

性别	年龄组 / 岁	吸烟指数 / 包年
男性	18 ~ 34	4.1
	35 ~ 59	18.9
	≥ 60	29.1
	小计	17.2
女性	18 ~ 34	1.1
	35 ~ 59	10.0
	≥ 60	17.5
	小计	8.1
合计	18 ~ 34	4.0
	35 ~ 59	18.6
	≥ 60	28.8
	小计	16.8

吸烟指数随文化程度升高而下降。男性和女性均以小学及以下人群最高，分别为 27.0 包年和 13.3 包年；大专及以上人群最低，分别为 9.8 包年和 4.2 包年（图 3-13）。从职业分布来看，离退休人员吸烟指数最高，为 29.2 包年；在校学生吸烟指数最低，为 0.6 包年（图 3-14）。

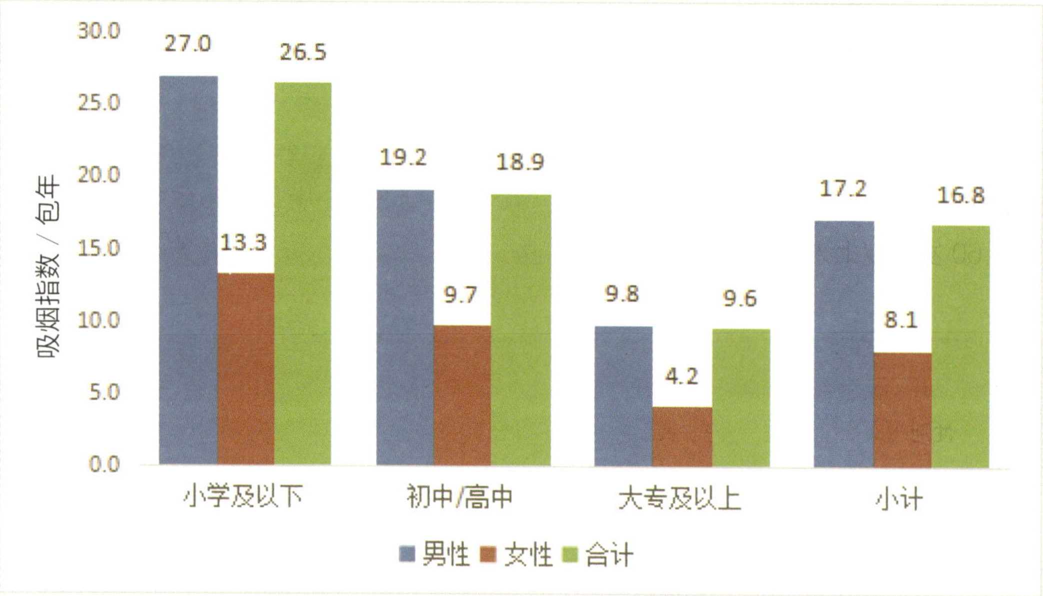

表 3-13　2023 年秦淮区不同性别、文化程度居民吸烟指数

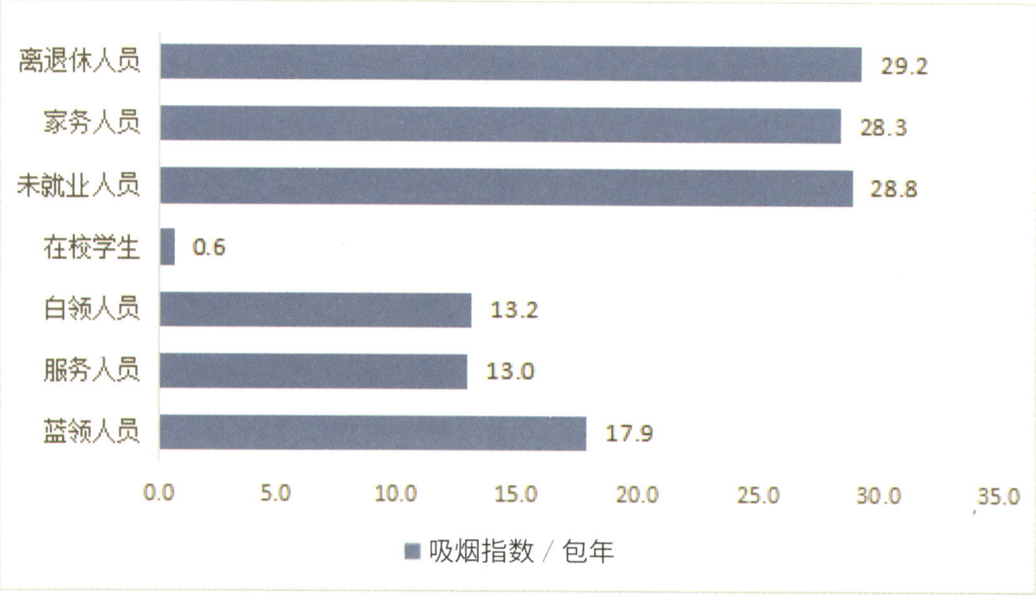

图 3-14　2023 年秦淮区不同职业居民吸烟指数

三、戒烟情况

（一）戒烟率

2023 年秦淮区 18 岁及以上居民戒烟率为 11.8%，通过权重调整后为 12.4%，男性低于女性。男性 60 岁及以上人群最高，为 24.4%；18 ~ 34 岁人群最低，为 6.7%。女性 60 岁及以上人群最高，为 17.6%（表 3-8）。

表 3-8　2023 年秦淮区不同性别、年龄居民戒烟率

性别	年龄组 / 岁	合计	
		人数	戒烟率 /%
男性	18 ~ 34	44	6.7
	35 ~ 59	119	9.2
	≥ 60	130	24.4
	小计	293	11.8
女性	18 ~ 34	4	11.1
	35 ~ 59	5	11.1
	≥ 60	3	17.6
	小计	12	12.2
合计	18 ~ 34	48	6.9
	35 ~ 59	124	9.3
	≥ 60	133	24.2
	小计	305	11.8

在不同的文化程度人群中，男性小学及以下人群最高，为 16.9%；初中 / 高中人群最低，为 10.3%。女性小学及以下人群最高，为 33.3%；大专及以上人群最低，为 8.6%（图 3-15）。从职业分布来看，家务人员戒烟率最高，为 33.3%；服务人员最低，为 9.0%（图 3-16）。

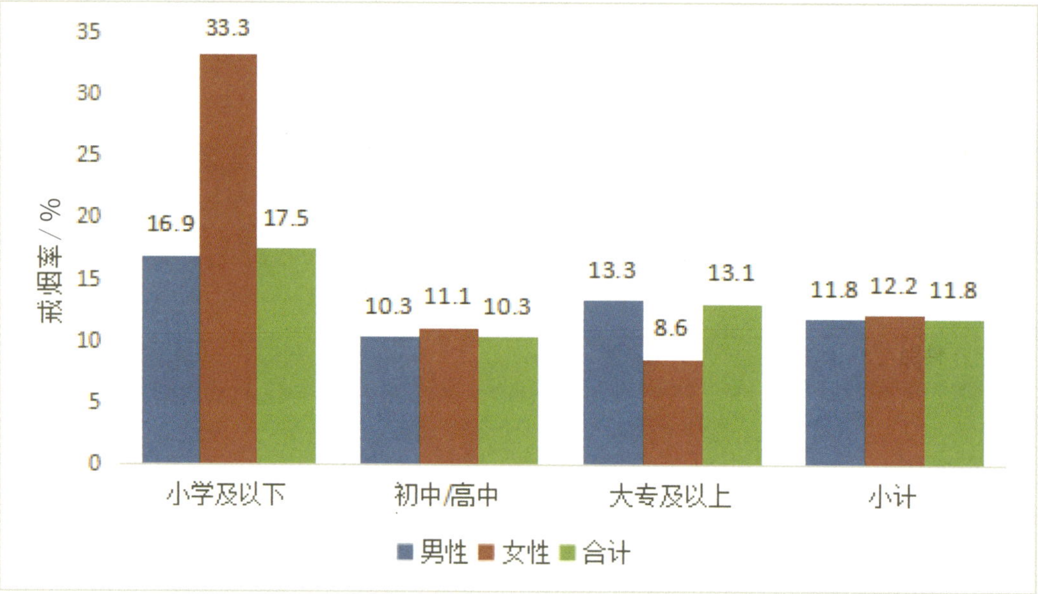

图 3-15　2023 年秦淮区不同性别、文化程度居民戒烟率

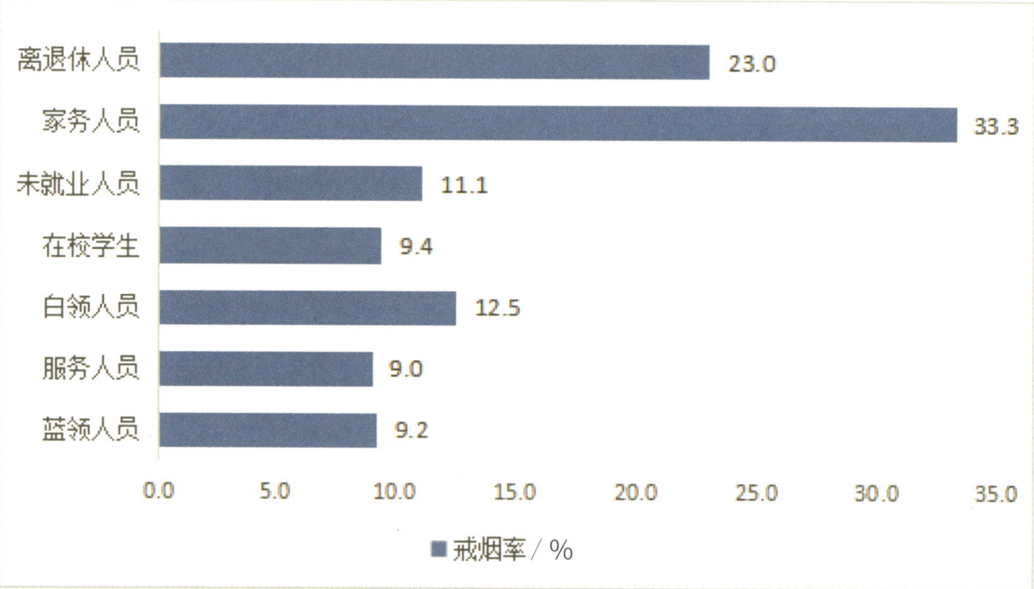

图 3-16　2023 年秦淮区不同职业居民戒烟率

（二）成功戒烟率

2023 年秦淮区 18 岁及以上居民成功戒烟率为 8.4%，通过权重调整后为 9.1%，男性高于女性。男性 60 岁及以上人群最高，为 20.8%；18 ~ 34 岁人群最低，为 2.7%。女性 60 岁及以上人群最高，为 5.9%；35 ~ 59 岁人群最低，为 2.2%（表 3-9）。

表 3-9 2023 年秦淮区不同性别、年龄居民成功戒烟率

性别	年龄组 / 岁	合计	
		人数	成功戒烟率 /%
男性	18 ~ 34	18	2.7
	35 ~ 59	82	6.4
	≥ 60	111	20.8
	小计	211	8.5
女性	18 ~ 34	2	5.6
	35 ~ 59	1	2.2
	≥ 60	1	5.9
	小计	4	4.1
合计	18 ~ 34	20	2.9
	35 ~ 59	83	6.2
	≥ 60	112	20.4
	小计	215	8.4

在不同的文化程度人群中，男性和女性均以小学及以下人群成功戒烟率最高，分别为 12.8% 和 22.2%；初中 / 高中人群最低，分别为 7.8% 和 1.9%（图 3-17）。不同职业人群中，家务人员成功戒烟率最高，为 33.3%；其次为离退休人员，为 17.9%；在校学生最低，为 1.9%（图 3-18）。

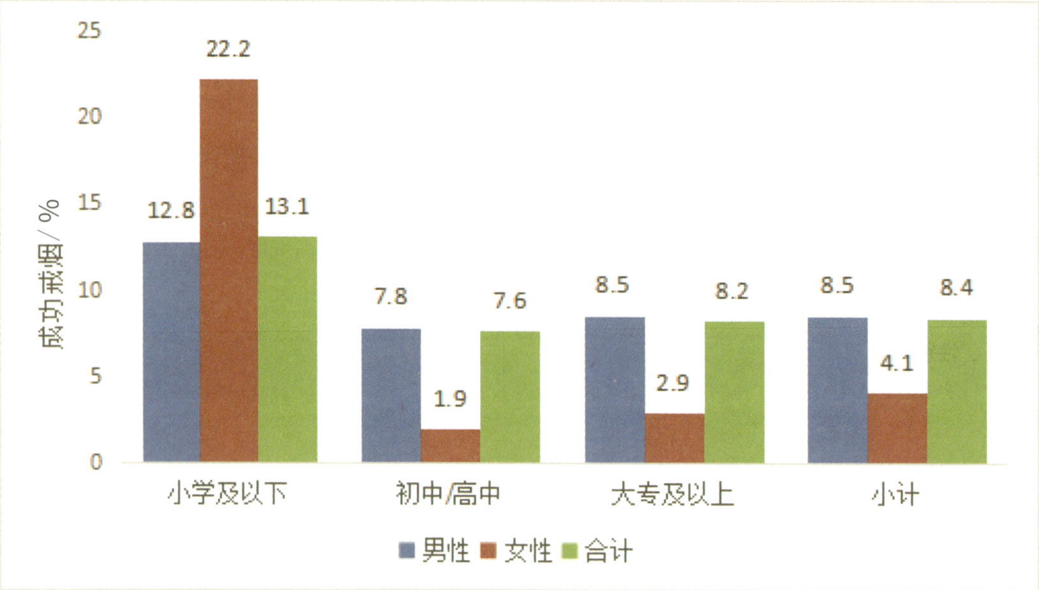

图 3-17　2023 年秦淮区不同性别、文化程度居民成功戒烟率

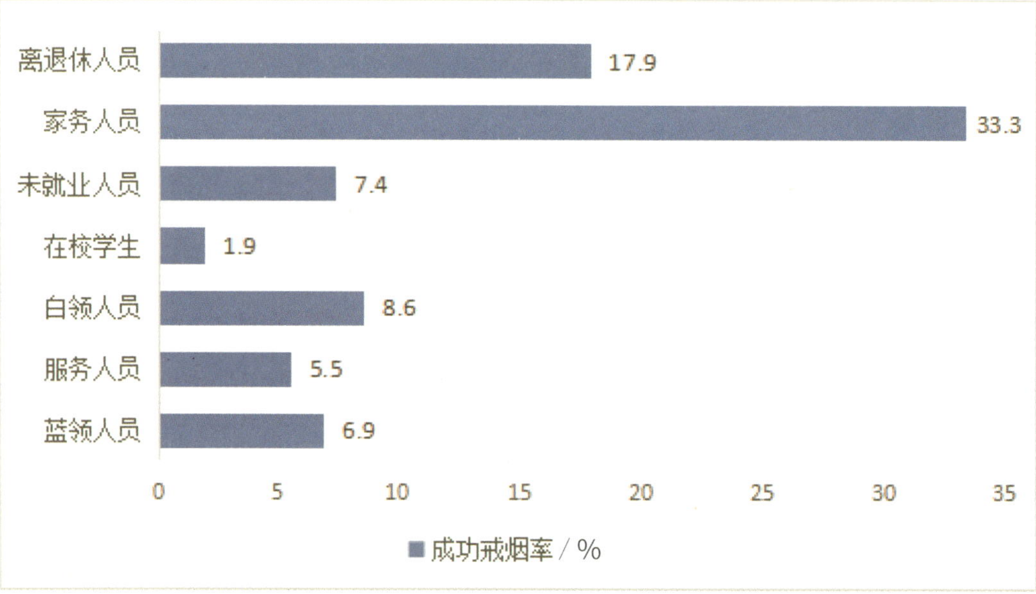

图 3-18　2023 年秦淮区不同职业居民成功戒烟率

（三）尝试戒烟率

2023 年秦淮区 18 岁及以上居民尝试戒烟率为 32.0%，通过权重调整后为 32.2%，男性高于女性。男性和女性均以 18 ~ 34 岁人群最高，分别为 37.7% 和 34.4%；60 岁及以上人群最低，分别为 28.3% 和 21.4%（表 3-10）。

表 3-10 2023 年秦淮区不同性别、年龄居民尝试戒烟率

性别	年龄组 / 岁	合计	
		人数	尝试戒烟率 /%
男性	18 ~ 34	231	37.7
	35 ~ 59	355	30.4
	≥ 60	114	28.3
	小计	700	32.1
女性	18 ~ 34	11	34.4
	35 ~ 59	11	27.5
	≥ 60	3	21.4
	小计	25	29.1
合计	18 ~ 34	242	37.6
	35 ~ 59	366	30.3
	≥ 60	117	28.1
	小计	725	32.0

在不同文化程度人群中，男性和女性均以大专及以上人群最高，分别为 32.7% 和 34.4%；小学及以下人群最低，分别为 28.9% 和 16.7%（图 3-19）。不同职业人群中，在校学生尝试戒烟率最高，为 39.6%；其次为服务人员，为 37.5%；离退休人员最低，为 24.0%（图 3-20）。

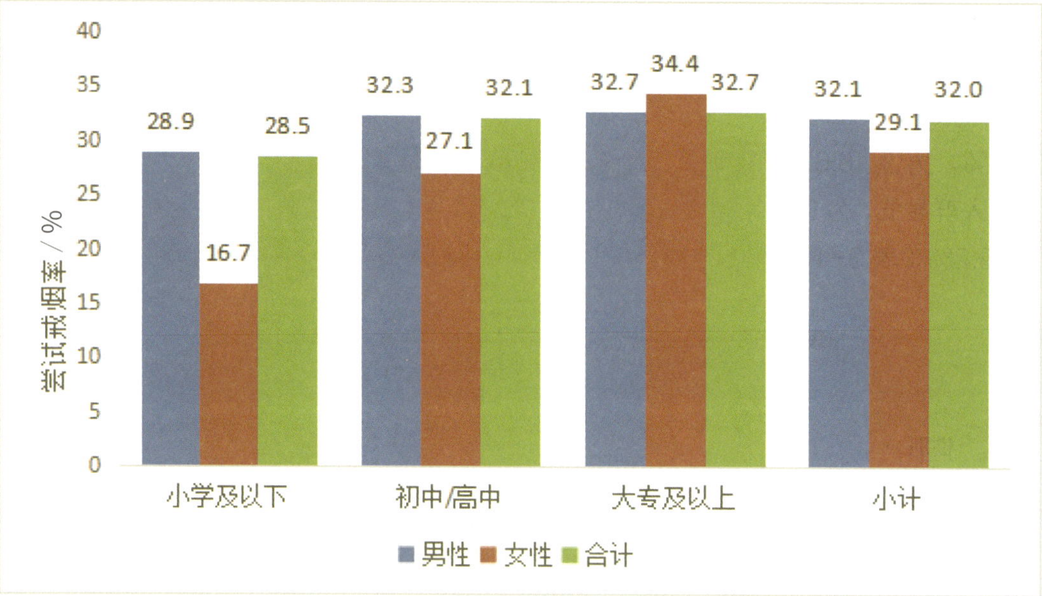

图 3-19　2023 年秦淮区不同性别、文化程度居民尝试戒烟率

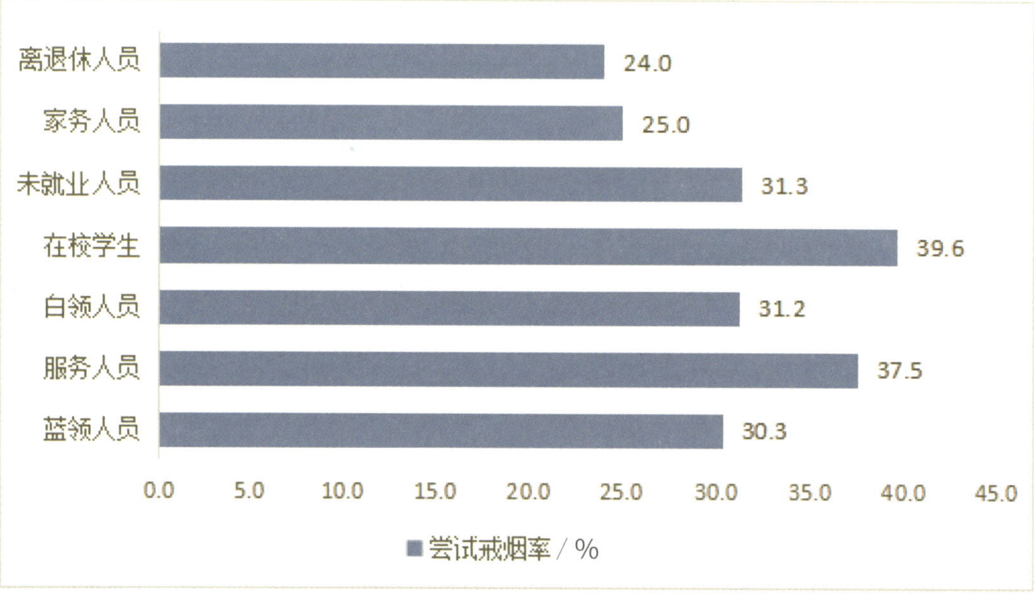

图 3-20　2023 年秦淮区不同职业居民尝试戒烟率

四、被动吸烟情况

2023 年秦淮区 18 岁及以上居民被动吸烟率为 19.2%，通过权重调整后为 18.7%，男性 16.6%，女性 20.2%。男性 35 ~ 59 岁人群最高，为 19.0%；60 岁及以上人群最低，为 9.7%。女性 35 ~ 59 岁人群最高，为 22.3%；18 ~ 34 岁人群最低，为 19.2%（表 3-11）。

表 3-11 2023 年秦淮区不同性别、年龄居民被动吸烟率

性别	年龄组 / 岁	合计	
		人数	被动吸烟率 /%
男性	18 ~ 34	265	18.5
	35 ~ 59	291	19.0
	≥ 60	81	9.7
	小计	637	16.8
女性	18 ~ 34	359	19.2
	35 ~ 59	557	22.3
	≥ 60	244	20.2
	小计	1 160	20.8
合计	18 ~ 34	624	18.9
	35 ~ 59	848	21.1
	≥ 60	325	15.9
	小计	1 797	19.2

在不同文化程度人群中，初中 / 高中人群被动吸烟率最高，为 21.3%。男性初中 / 高中人群最高，为 18.3%；小学及以下人群最低，为 13.0%。女性初中 / 高中人群最高，为 23.7%；大专及以上人群最低，为 18.3%（图 3-21）。不同职业人群中，服务人员被动吸烟率最高，为 24.1%；其次为家务人员（19.5%）和白领人员（19.1%）；在校学生最低，为 15.9%（图 3-22）。

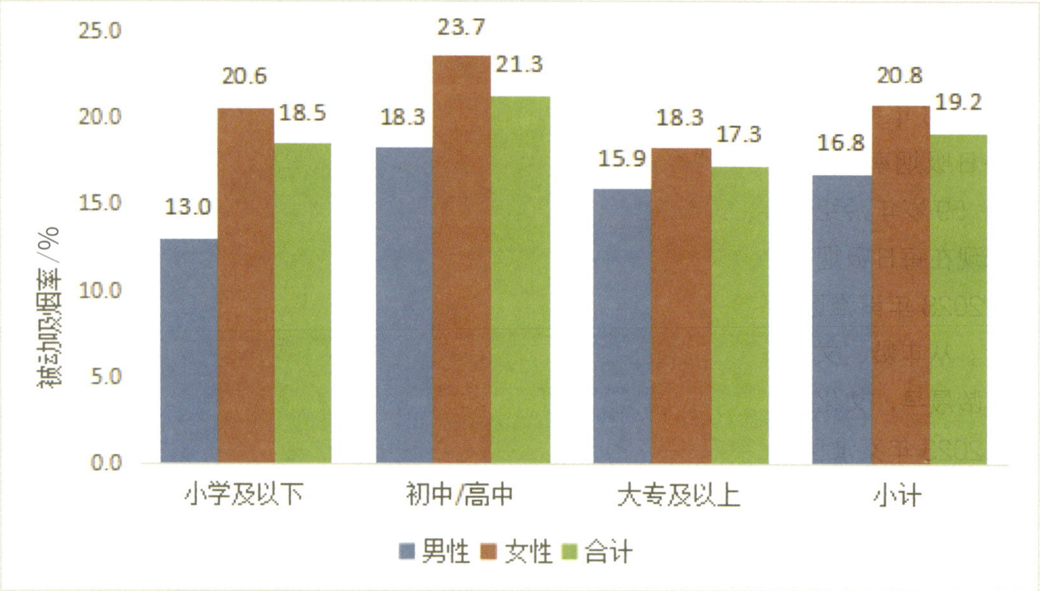

图 3-21　2023 年秦淮区不同性别、文化程度居民被动吸烟率

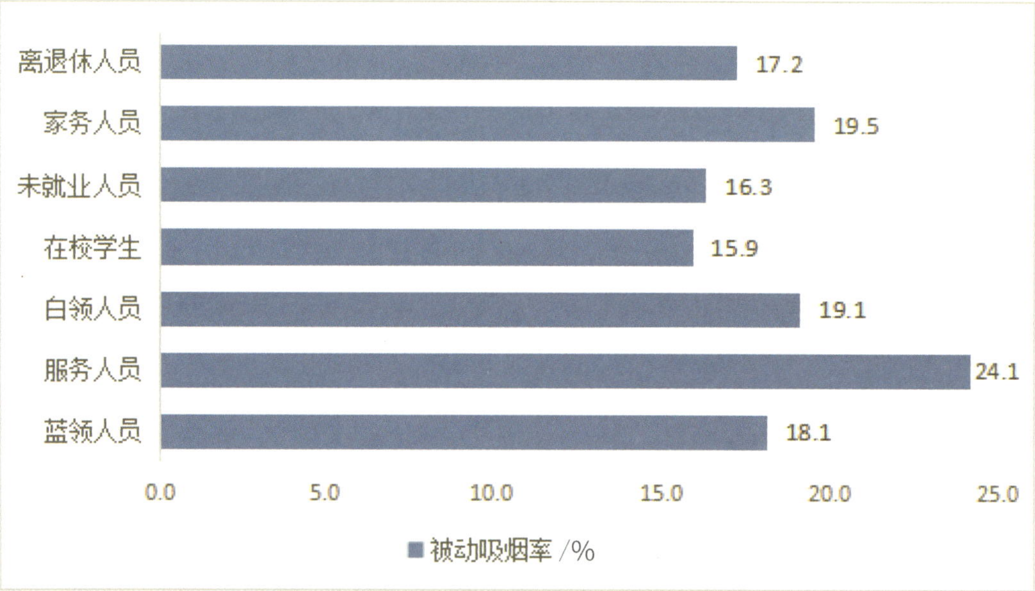

图 3-22　2023 年秦淮区不同职业居民被动吸烟率

五、本章小结

2023 年秦淮区 18 岁及以上居民吸烟率为 22.6%，现在吸烟率为 19.8%，现在每日吸烟率为 17.0%，男性明显高于女性。从年龄、文化程度和职业分布来看，35 ~ 59 岁年龄组、初中 / 高中文化程度、职业为蓝领人员的人群吸烟率、现在吸烟率和现在每日吸烟率均为最高。

2023 年秦淮区 18 岁及以上现在每日吸烟者平均开始年龄为 21.2 岁，男性早于女性。从年龄、文化程度和职业分布来看，18 ~ 34 岁年龄组和在校学生平均开始吸烟年龄最早，文化程度为小学及以下人群平均开始吸烟年龄最晚。

2023 年秦淮区 18 岁及以上吸烟者日均吸烟量为 13.0 支，男性现在吸烟者日均吸烟量为 13.2 支，女性为 8.0 支。35 ~ 59 岁年龄组、文化程度为小学及以下和未就业人群中现在吸烟者日均吸烟量最多。

2023 年秦淮区 18 岁及以上居民重型吸烟率为 34.5%，男性高于女性。35 ~ 59 岁者居民重型吸烟率最高；重型吸烟率随文化程度升高而下降，小学及以下人群最高，从职业分布来看，未就业人员重型吸烟率最高。

2023 年秦淮区 18 岁及以上居民吸烟指数为 16.8 包年，男性 17.2 包年，女性 8.1 包年。吸烟指数随年龄增长而递增，随文化程度的升高而递减。

2023 年秦淮区 18 岁及以上居民戒烟率和成功戒烟率分别为 12.4% 和 9.1%。吸烟人群中，60 岁及以上者，文化程度为小学及以下者和家务人员戒烟率和成功戒烟率均为最高。

2023 年秦淮区 18 岁及以上居民尝试戒烟率为 32.2%，男性高于女性。从年龄、文化程度和职业来看，男性和女性均以 18 ~ 34 岁人群、文化程度为大专及以上和在校学生尝试戒烟率最高。

2023 年秦淮区 18 岁及以上居民被动吸烟率为 18.7%。不同年龄人群中，35 ~ 59 岁者最高，60 岁及以上者最低。不同文化程度人群中，初中 / 高中人群最高。不同职业人群中，服务人员被动吸烟率最高。

第四章　饮酒情况

一、相关指标定义

（一）饮酒

喝过购买或自制的各类含有乙醇成分的饮料，包括白酒、啤酒、黄酒、米酒、葡萄酒等。

（二）12 个月内饮酒率

过去 12 个月内有饮酒行为者占有效分析人数的比例。

（三）30 天内饮酒率

过去 30 天内有饮酒行为者占有效分析人数的比例。

（四）平均每日酒精摄入量

饮酒者中，平均每天所摄入的酒精克数。本报告中，高度白酒的酒精度按52%计数，低度白酒为 38%，啤酒为 4%，黄酒和糯米酒为 18%，葡萄酒为 10%。

（五）危险饮酒率

按照世界卫生组织（World Health Organization，WHO）的指标定义，危险饮酒率是指危险饮酒者（男性饮酒者平均每天纯酒精摄入量≥ 41 克并且＜ 61 克，女性饮酒者平均每天纯酒精摄入量≥ 21 克并且＜ 41 克）占饮酒者的比例。

（六）有害饮酒率

按照世界卫生组织（World Health Organization，WHO）的指标定义，有害饮酒率是指有害饮酒者（男性饮酒者平均每天纯酒精摄入量≥ 61 克，女性饮酒者平均每天纯酒精摄入量≥ 41 克）占饮酒者的比例。

二、饮酒率

（一）12 个月内饮酒率

2023 年秦淮区 18 岁及以上居民 12 个月内饮酒率为 29.2%，通过权重调整后为 29.3%，男性远高于女性。男性 35 ~ 59 岁人群最高，为 47.9%；60 岁及以上人群最低，为 40.7%。女性 18 ~ 34 岁人群最高，为 16.8%；60 岁及以上人群最低，为 6.7%（表 4-1）。

表 4-1　2023 年秦淮区不同性别、年龄居民 12 个月内饮酒率

性别	年龄组 / 岁	合计	
		人数	12 个月内饮酒率 /%
男性	18 ~ 34	908	44.5
	35 ~ 59	1 291	47.9
	≥ 60	504	40.7
	小计	2 703	45.2
女性	18 ~ 34	320	16.8
	35 ~ 59	289	11.4
	≥ 60	82	6.7
	小计	691	12.2
合计	18 ~ 34	1 228	31.1
	35 ~ 59	1 580	30.2
	≥ 60	586	23.8
	小计	3 394	29.2

在不同的文化程度人群中，男性初中 / 高中文化程度人群 12 个月内饮酒率最高，为 45.7%；女性以大专及以上人群最高，为 14.7%；男性和女性均以小学及以下人群为最低，分别为 43.2% 和 7.2%（图 4-1）。不同职业人群中，服务人员 12 个月内饮酒率最高，为 35.9%；其次为蓝领人员（30.7%）和白领人员（30.1%）；家务人员最低，为 10.1%（图 4-2）。

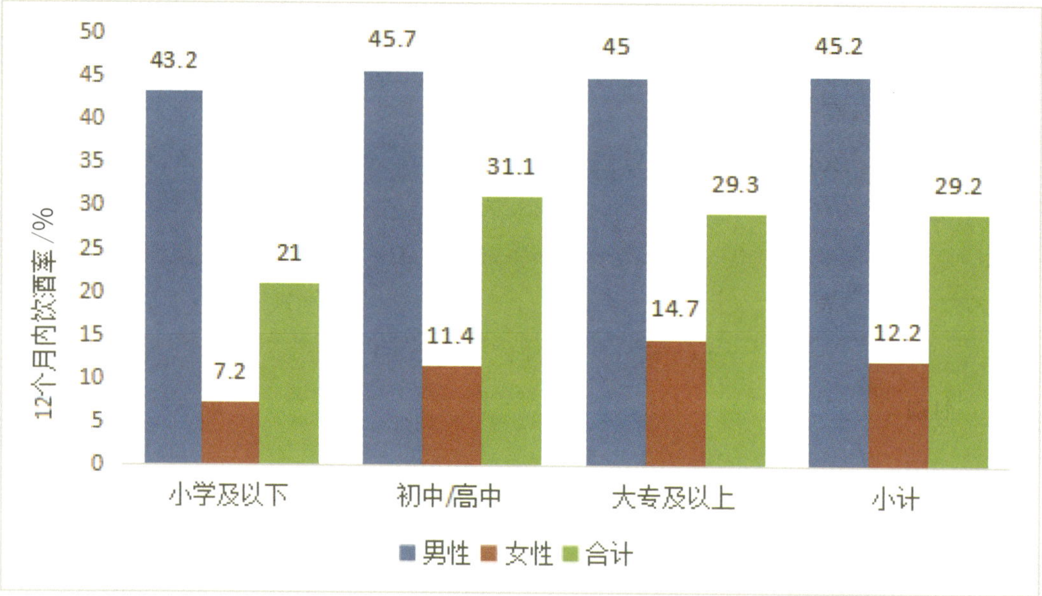

图 4-1　2023 年秦淮区不同性别、文化程度居民 12 个月内饮酒率

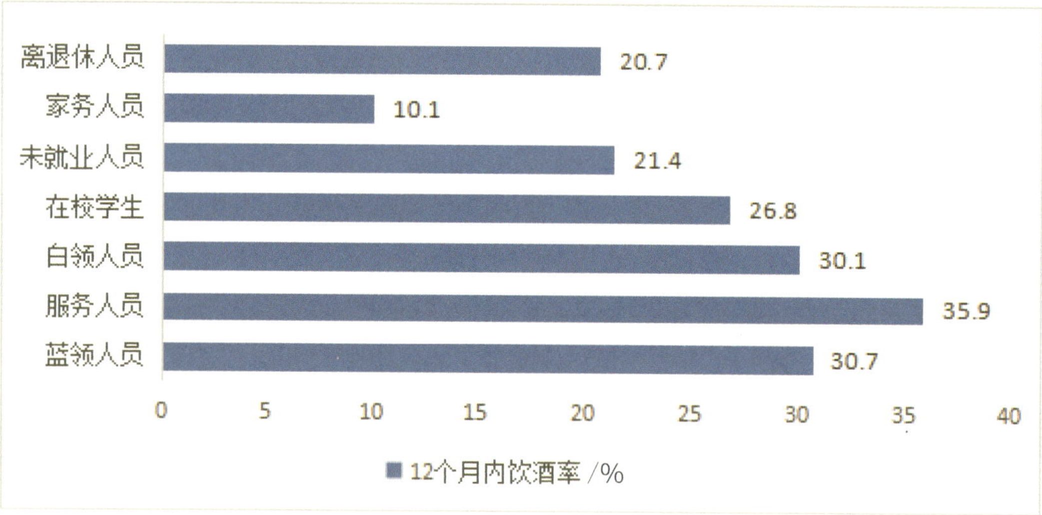

图 4-2　2023 年秦淮区不同职业居民 12 个月内饮酒率

（二）30 天内饮酒率

2023 年秦淮区 18 岁及以上居民 30 天内饮酒率为 19.0%，通过权重调整后为 19.2%，男性远高于女性。男性 35 ~ 59 岁人群最高，为 35.0%；18 ~ 34 岁人群最低，为 27.6%。女性 18 ~ 34 岁人群最高，为 8.4%；60 岁及以上人群最低，为 3.8%（表 4-2）。

表 4-2　2023 年秦淮区不同性别、年龄居民 30 天内饮酒率

性别	年龄组 / 岁	合计	
		人数	30 天内饮酒率 /%
男性	18 ~ 34	564	27.6
	35 ~ 59	944	35.0
	≥ 60	361	29.1
	小计	1 869	31.3
女性	18 ~ 34	160	8.4
	35 ~ 59	140	5.5
	≥ 60	46	3.8
	小计	346	6.1
合计	18 ~ 34	724	18.3
	35 ~ 59	1 084	20.7
	≥ 60	407	16.6
	小计	2 215	19.0

不同文化程度人群中，初中 / 高中者 30 天内饮酒率最高，为 21.1%；小学及以下者最低，为 15.3%。男性小学及以下者最高，为 34.5%；大专及以上者最低，为 29.3%。女性大专及以上者最高，为 7.1%；小学及以下者最低，为 3.4%（图 4-3）。不同职业人群中，服务人员 30 天内饮酒率最高，为 24.1%；其次为蓝领人员（21.1%）和白领人员（19.3%）；家务人员最低，为 5.3%（图 4-4）。

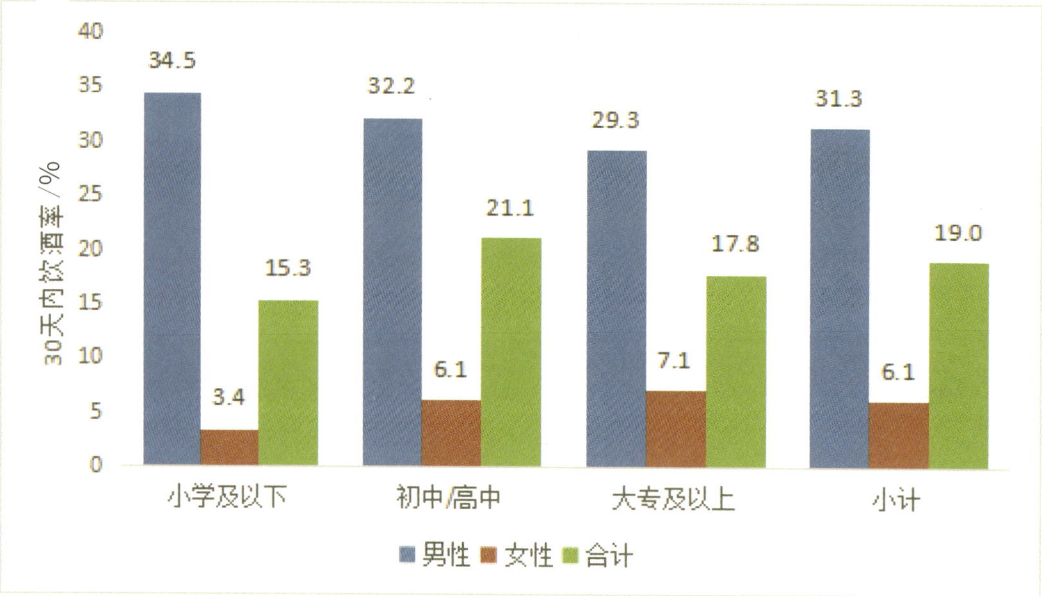

图 4-3　2023 年秦淮区不同性别、文化程度居民 30 天内饮酒率

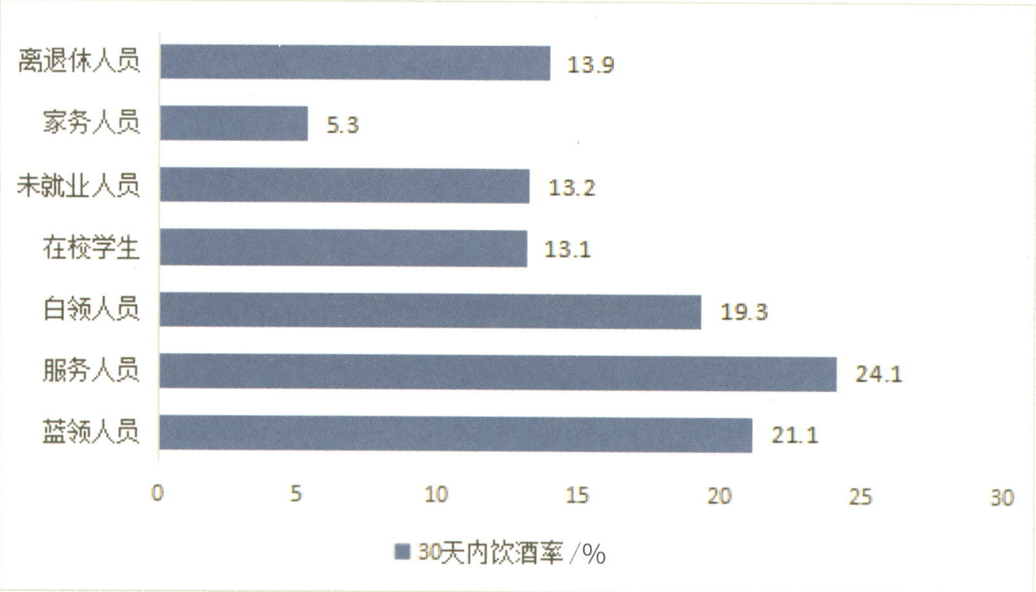

图 4-4　2023 年秦淮区不同职业居民 30 天内饮酒率

三、平均每日酒精摄入量

2023 年秦淮区居民饮酒者中平均每日酒精摄入量为 16.0 克，男性 19.3 克，女性 3.3 克。日均酒精摄入量随年龄增长而上升，男性和女性均以 60 岁及以上人群最高，分别为 28.1 克和 9.5 克；18 ~ 34 岁人群最低，分别为 10.6 克和 2.0 克（表 4-3）。

表 4-3 2023 年秦淮区不同性别、年龄居民平均每日酒精摄入量

性别	年龄组 / 岁	日均酒精摄入量 / 克
男性	18 ~ 34	10.6
	35 ~ 59	21.9
	≥ 60	28.1
	小计	19.3
女性	18 ~ 34	2.0
	35 ~ 59	3.1
	≥ 60	9.5
	小计	3.3
合计	18 ~ 34	8.4
	35 ~ 59	18.5
	≥ 60	25.5
	小计	16.0

日均酒精摄入量随文化程度升高而下降。男性和女性均以小学及以下人群最高，分别为 38.2 克和 5.5 克，大专及以上人群最低，分别为 12.2 克和 2.3 克（图 4-5）。不同职业人群中，未就业人员日均酒精摄入量最高，为 23.5 克；其次为离退休人员（21.3 克）和蓝领人员（19.5 克）；在校学生最低，为 3.1 克（图 4-6）。

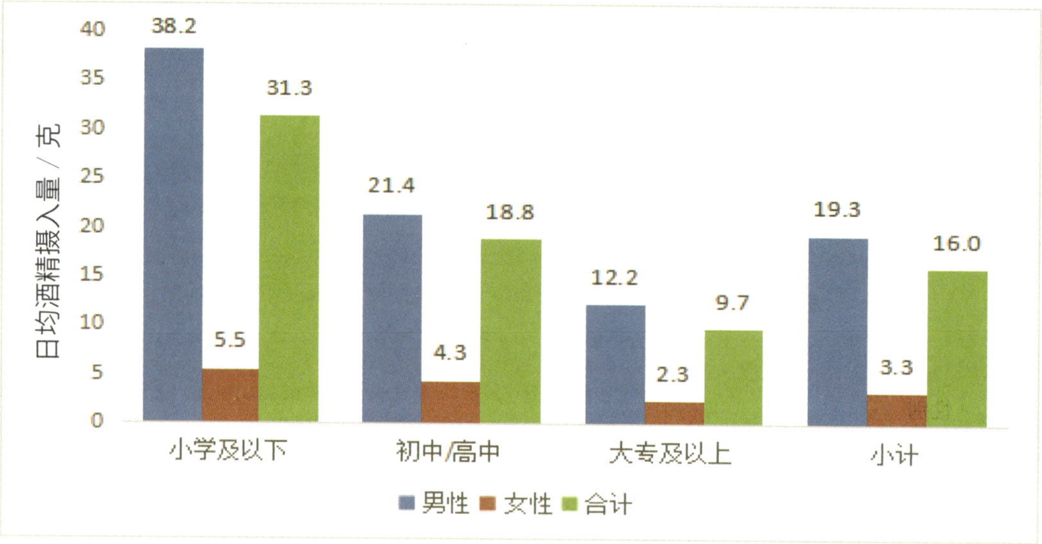

图 4-5　2023 年秦淮区不同性别、文化程度居民日均酒精摄入量

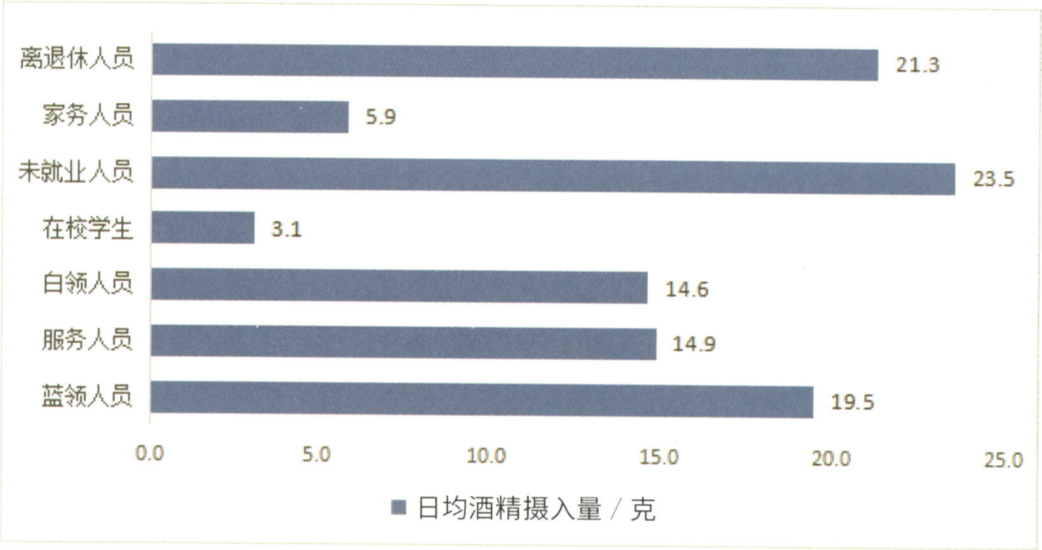

图 4-6　2023 年秦淮区不同职业居民日均酒精摄入量

四、危险饮酒率

2023 年秦淮区 18 岁及以上居民危险饮酒率为 6.9%，通过权重调整后为 6.7%，男性高于女性。危险饮酒率随年龄增长而上升，男性和女性均以 60 岁及以上人群最高，分别为 13.3% 和 4.9%；18 ~ 34 岁人群最低，分别为 3.0% 和 0.9%（表 4-4）。

表 4-4　2023 年秦淮区不同性别、年龄居民危险饮酒率

性别	年龄组 / 岁	合计	
		人数	危险饮酒率 /%
男性	18 ~ 34	27	3.0
	35 ~ 59	126	9.8
	≥ 60	67	13.3
	小计	220	8.1
女性	18 ~ 34	3	0.9
	35 ~ 59	7	2.4
	≥ 60	4	4.9
	小计	14	2.0
合计	18 ~ 34	30	2.4
	35 ~ 59	133	8.4
	≥ 60	71	12.1
	小计	234	6.9

危险饮酒率随文化程度升高而递减。男性和女性均以小学及以下人群最高，分别为 18.1% 和 3.3%；大专及以上人群最低，分别为 3.4% 和 1.4%（图 4-7）。不同职业人群中，离退休人员危险饮酒率最高，为 11.3%；其次为家务人员（10.5%）；在校学生最低，为 1.2%（图 4-8）。

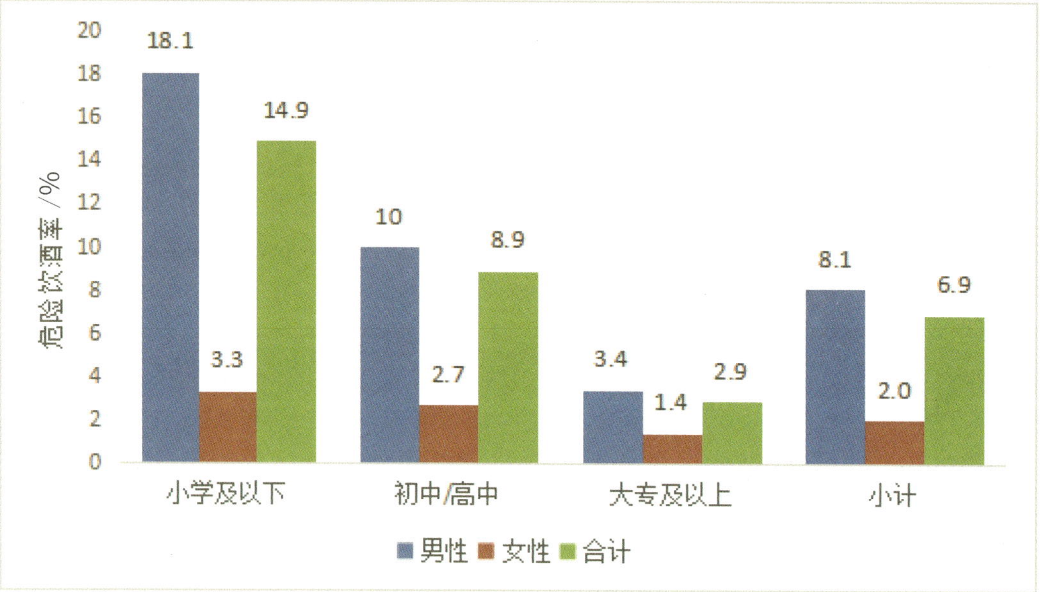

图 4-7　2023 年秦淮区不同性别、文化程度居民危险饮酒率

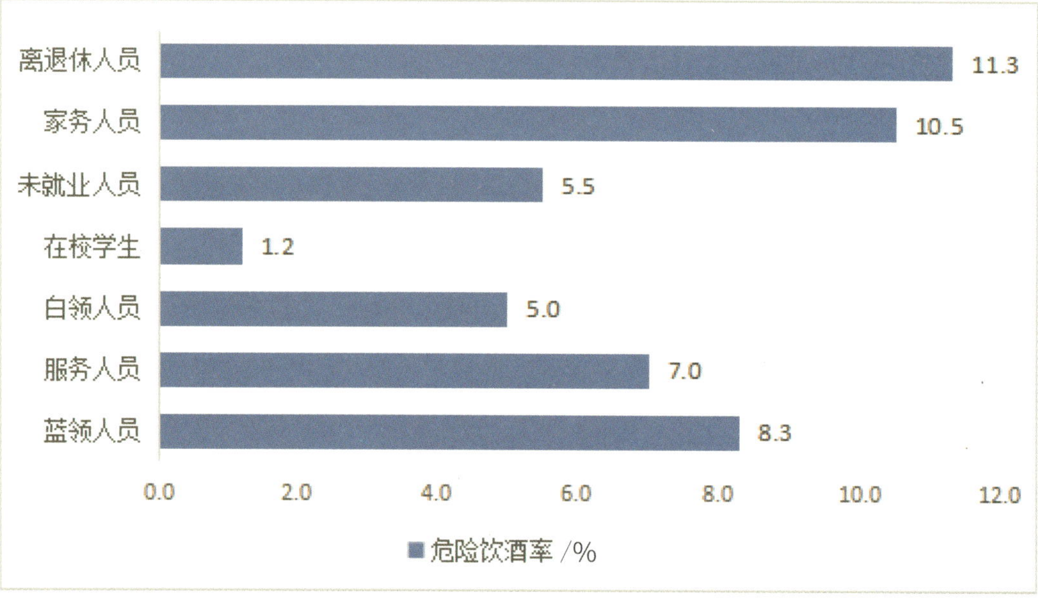

图 4-8　2023 年秦淮区不同职业居民危险饮酒率

五、有害饮酒率

2023 年秦淮区 18 岁及以上居民有害饮酒率为 7.0%，通过权重调整后一致，男性高于女性。有害饮酒率随年龄增长而上升，男性和女性均以 60 岁及以上人群最高，分别为 14.9% 和 7.3%；以 18 ~ 34 岁人群最低，分别为 3.2% 和 0.3%（表 4-5）。

表 4-5　2023 年秦淮区不同性别、年龄居民有害饮酒率

性别	年龄组 / 岁	合计	
		人数	有害饮酒率 /%
男性	18 ~ 34	29	3.2
	35 ~ 59	124	9.6
	≥ 60	75	14.9
	小计	228	8.4
女性	18 ~ 34	1	0.3
	35 ~ 59	1	0.3
	≥ 60	6	7.3
	小计	8	1.2
合计	18 ~ 34	30	2.4
	35 ~ 59	125	7.9
	≥ 60	81	13.8
	小计	236	7.0

有害饮酒率随文化程度升高而递减。男性和女性均以小学及以下人群最高，分别为 19.8% 和 3.3%；以大专及以上人群最低，分别为 4.0% 和 0.5%（图 4-9）。不同职业人群中，离退休人员有害饮酒率最高，为 11.8%；其次为未就业人员（9.1%）和蓝领人员（9.1%）；在校学生最低，为 0.4%（图 4-10）。

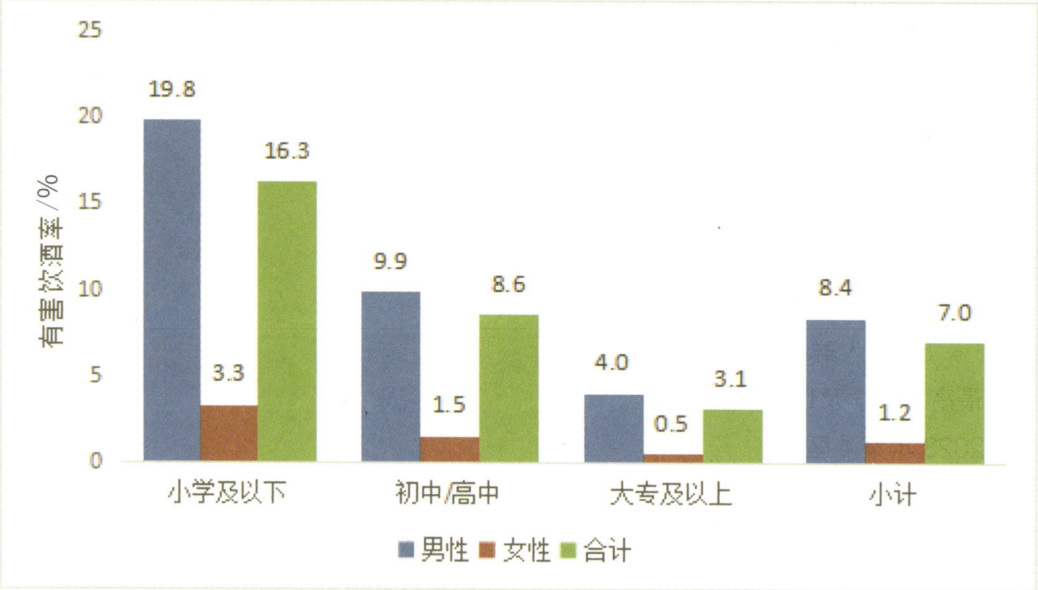

图 4-9　2023 年秦淮区不同性别、文化程度居民有害饮酒率

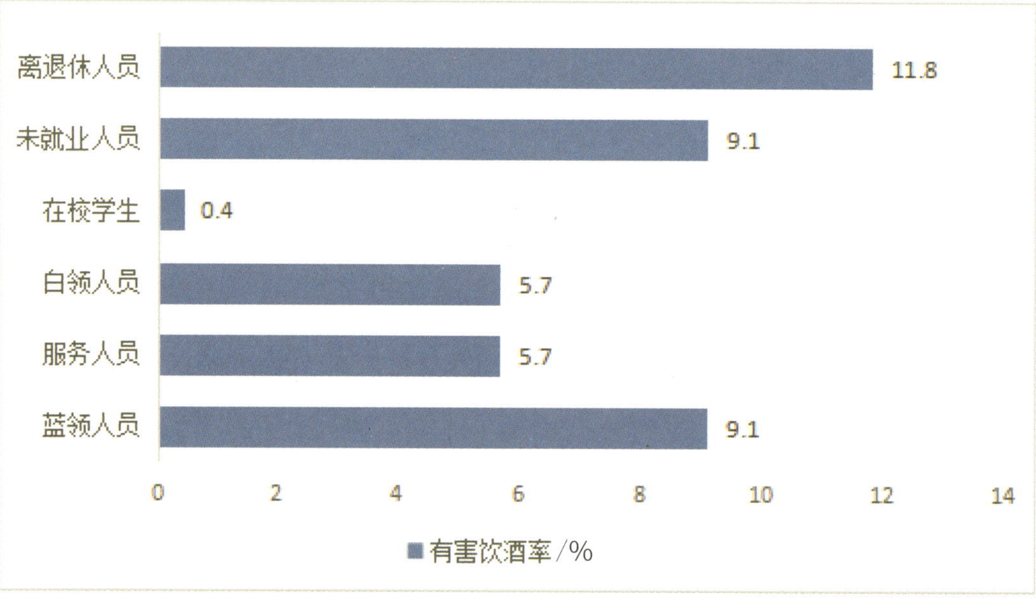

图 4-10　2023 年秦淮区不同职业居民有害饮酒率

六、本章小结

2023 年秦淮区 18 岁及以上居民 12 个月内饮酒率为 29.3%，男性远高于女性。男性 35 ~ 59 岁人群最高，女性 18 ~ 34 岁人群最高。不同文化程度人群中，初中 / 高中人群 12 个月内饮酒率最高，小学及以下人群最低。不同职业人群中，服务人员 12 个月内饮酒率最高，家务人员最低。

2023 年秦淮区 18 岁及以上居民 30 天内饮酒率为 19.2%，男性远高于女性。男性 35 ~ 59 岁人群最高，女性 18 ~ 34 岁人群最高。不同文化程度人群中，初中 / 高中者最高，小学及以下人群最低。不同职业人群中，服务人员最高，家务人员最低。

2023 年秦淮区 18 岁及以上饮酒者平均每日酒精摄入量为 16.0 克，男性 19.3 克，女性 3.3 克。日均酒精摄入量随年龄增长而上升、随文化程度升高而下降。不同职业人群中，未就业人员最高，在校学生最低。

2023 年秦淮区 18 岁及以上居民危险饮酒率和有害饮酒率分别为 6.7% 和 7.0%，男性均远高于女性。危险饮酒率和有害饮酒率均呈现随年龄增长而上升、随文化程度升高而下降的趋势。在不同职业人群中，离退休人员均为最高，在校学生均为最低。

第五章　膳食情况

一、相关指标定义

（一）谷薯类摄入不足

按照《中国居民膳食指南》（2016）的建议，谷薯类平均每日摄入量少于 250 克为摄入不足。

（二）果蔬类摄入不足

按照世界卫生组织（WHO）推荐标准，果蔬类平均每日摄入量少于 400 克为摄入不足。

（三）奶类摄入不足

按照《中国居民膳食指南》（2016）的建议，奶类平均每日摄入量少于 300 克为摄入不足。

（四）畜禽肉摄入过多

按照《中国居民膳食指南》（2016）的建议，畜禽肉平均每日摄入量超过 75 克为摄入过多。

（五）水产品摄入不足

按照《中国居民膳食指南》（2016）的建议，水产品平均每日摄入量少于 40 克为摄入不足。

（六）食盐摄入过多

按照《中国居民膳食指南》（2016）的建议，平均每日食盐摄入量超过 6 克为摄入过多。

（七）食用油摄入过多

按照《中国居民膳食指南》（2016）的建议，平均每日食用油摄入量超过 25 克为摄入过多。

（八）糖摄入过多

按照《中国居民膳食指南》（2016）的建议，平均每日糖成分摄入量超过 50 克为摄入过多。

二、谷薯类摄入

（一）谷薯类摄入量

2023 年秦淮区 18 岁及以上居民人均每日谷薯类摄入量为 323.8 克，其中谷薯类摄入量分别为 282.2 克、41.6 克。男性每日谷薯类摄入量均高于女性。不同年龄分布中，60 岁及以上人群每日谷薯类摄入量最高，为 345.1 克；18 ~ 34 岁人群最低，为 299.8 克（表 5-1）。

表 5-1 2023 年秦淮区不同性别、年龄居民人均每日谷薯类摄入量

性别	年龄组 / 岁	谷类摄入量 / 克	薯类摄入量 / 克	谷薯类摄入量 / 克
男性	18 ~ 34	307.7	37.2	344.9
	35 ~ 59	314.7	39.4	354.1
	≥ 60	324.4	48.1	372.6
	小计	314.3	40.4	354.8
女性	18 ~ 34	213.8	37.7	251.4
	35 ~ 59	262.6	46.0	308.6
	≥ 60	272.6	44.6	317.2
	小计	248.3	42.9	291.2
合计	18 ~ 34	262.4	37.4	299.8
	35 ~ 59	289.4	42.6	332.0
	≥ 60	298.7	46.4	345.1
	小计	282.2	41.6	323.8

不同文化程度人群中，初中 / 高中者人均每日谷薯类摄入量最高，为 341.4 克；大专及以上者最低，为 302.9 克。不同职业人群中，家务人员人均每日谷薯类摄入量最高，为 384.6 克；未就业人员最低，为 278.0 克（表 5-2）。

表 5-2　2023 年秦淮区不同文化程度、职业居民每日谷薯类摄入量

分类		谷类摄入量 / 克	薯类摄入量 / 克	谷薯类摄入量 / 克
文化程度	小学及以下	287.9	40.7	328.5
	初中 / 高中	299.1	42.3	341.4
	大专及以上	261.6	41.2	302.9
职业	蓝领人员	299.7	46.6	346.4
	服务人员	284.3	36.4	320.7
	白领人员	277.7	40.5	318.3
	在校学生	256.2	41.0	297.2
	未就业人员	244.9	33.1	278.0
	家务人员	312.8	71.8	384.6
	离退休人员	273.4	40.7	314.0

（二）谷薯类摄入不足比例

2023 年秦淮区 18 岁及以上居民谷薯类摄入不足比例为 46.6%，通过权重调整后为 46.7%，男性低于女性。谷薯类摄入不足比例随着年龄增长呈现下降趋势，18 ~ 34 岁人群最高，为 50.3%，60 岁以及以上人群最低，为 41.4%（表 5-3）。

谷薯类摄入不足比例随着文化程度升高而升高。大专及以上人群最高，为 52.0%；小学及以下人群最低，为 41.7%（图 5-1）。不同职业人群中，未就业人员谷薯类摄入不足比例最高，为 50.6%；家务人员最低，为 43.4%（图 5-2）。

表 5-3 2023 年秦淮区不同性别、年龄居民谷薯类摄入不足比例

性别	年龄组 / 岁	合计	
		人数	谷薯类摄入不足比例 /%
男性	18 ~ 34	796	39.0
	35 ~ 59	1 087	40.3
	≥ 60	446	36.0
	小计	2 329	39.0
女性	18 ~ 34	1 188	62.3
	35 ~ 59	1 330	52.5
	≥ 60	571	46.8
	小计	3 089	54.6
合计	18 ~ 34	1 984	50.3
	35 ~ 59	2 417	46.2
	≥ 60	1 017	41.4
	小计	5 418	46.6

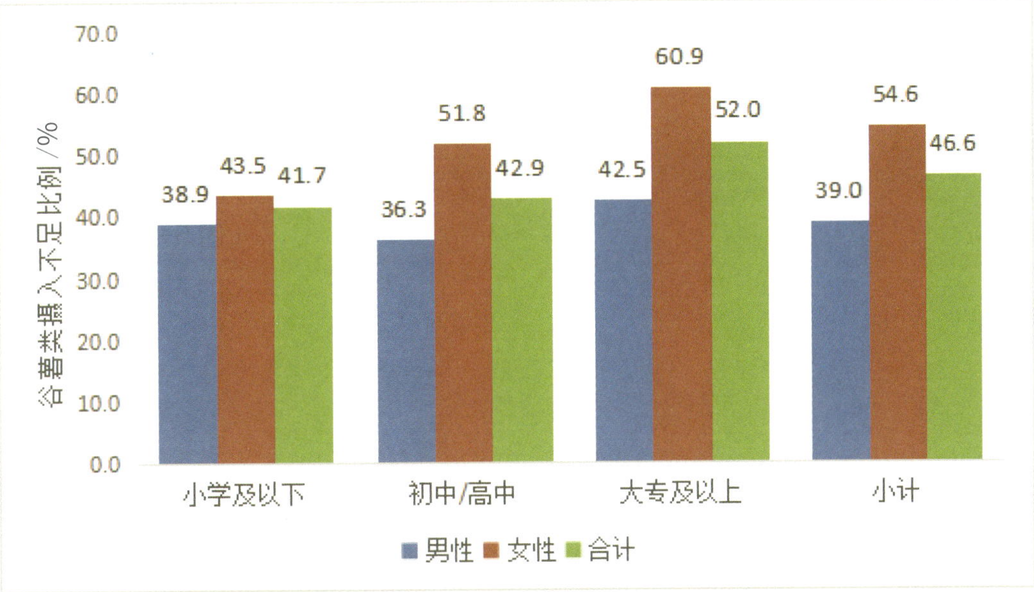

图 5-1 2023 年秦淮区不同性别、文化程度居民谷薯类摄入不足比例

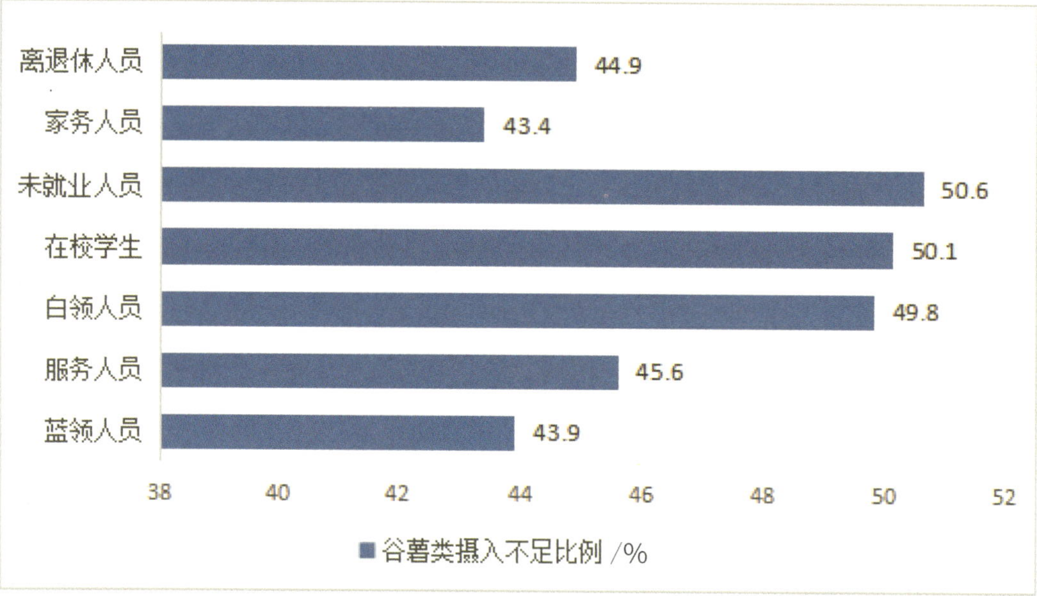

图 5-2　2023 年秦淮区不同职业居民谷薯类摄入不足比例

三、蔬菜、水果摄入

（一）蔬菜、水果摄入量

2023 年秦淮区 18 岁及以上居民人均每日蔬菜摄入量为 227.2 克，男性 226.2 克，女性 228.3 克；人均每日水果摄入量为 93.8 克，男性 82.6 克，女性 105.6 克。人均每日蔬菜摄入量随年龄增长而上升。60 岁及以上人群最高，为 256.5 克；18 ~ 34 岁人群最低，为 200.9 克。35 ~ 59 岁人群人均每日水果摄入量最高，为 96.4 克；60 岁及以上人群最低，为 88.8 克（表 5-4）。

表 5-4 2023 年秦淮区不同性别、年龄居民人均每日蔬菜、水果摄入量

性别	年龄组 / 岁	蔬菜摄入量 / 克	水果摄入量 / 克
男性	18 ~ 34	209.6	86.8
	35 ~ 59	224.7	79.8
	≥ 60	256.8	81.8
	小计	226.2	82.6
女性	18 ~ 34	191.5	100.4
	35 ~ 59	242.5	114.1
	≥ 60	256.1	95.9
	小计	228.3	105.6
合计	18 ~ 34	200.9	93.4
	35 ~ 59	233.4	96.4
	≥ 60	256.5	88.8
	小计	227.2	93.8

不同文化程度人群中，初中 / 高中者人均每日蔬菜摄入量最高，为 234.5 克；大专及以上者最低，为 219.4 克。大专及以上者水果摄入量最高，为 105.3 克；小学及以下者最低，为 66.9 克。不同职业人群中，家务人员每日蔬菜摄入量、每日水果摄入量均为最高，分别为 284.7 克和 112.7 克；在校学生均为最低，分别为 168.1 克和 80.0 克（表 5-5）。

表 5-5　2023 年秦淮区不同文化程度、职业居民每日蔬菜、水果摄入量

项目	分类	蔬菜摄入量 / 克	水果类摄入量 / 克
文化程度	小学及以下	226.1	66.9
	初中 / 高中	234.5	90.3
	大专及以上	219.4	105.3
职业	蓝领人员	228.9	89.4
	服务人员	230.0	87.2
	白领人员	232.5	108.2
	在校学生	168.1	80.0
	未就业	211.7	81.6
	家务人员	284.7	112.7
	离退休人员	237.1	92.6

（二）果蔬类摄入不足比例

2023 年秦淮区 18 岁及以上居民果蔬类摄入不足比例为 85.1%，通过权重调整后为 85.0%，男性低于女性。18 ~ 34 岁人群果蔬类摄入不足比例最高，为 87.3%；60 岁以及以上人群最低，为 80.8%（表 5-6）。

不同文化程度人群中，大专及以上者果蔬类摄入不足比例最高，为 85.8%；初中 / 高中者最低，为 84.4%（图 5-3）。不同职业人群中，在校学生果蔬类摄入不足比例最高，为 92.2%；家务人员最低，为 76.7%（图 5-4）。

表 5-6　2023 年秦淮区不同性别、年龄居民果蔬类摄入不足比例

性别	年龄组 / 岁	合计	
		人数	果蔬类摄入不足比例 /%
男性	18 ~ 34	1 785	87.4
	35 ~ 59	2 340	86.8
	≥ 60	1 003	81.0
	小计	5 128	85.8
女性	18 ~ 34	1 663	87.3
	35 ~ 59	2 123	83.7
	≥ 60	985	80.7
	小计	4 771	84.3
合计	18 ~ 34	3 448	87.3
	35 ~ 59	4 463	85.3
	≥ 60	1 988	80.8
	小计	9 899	85.1

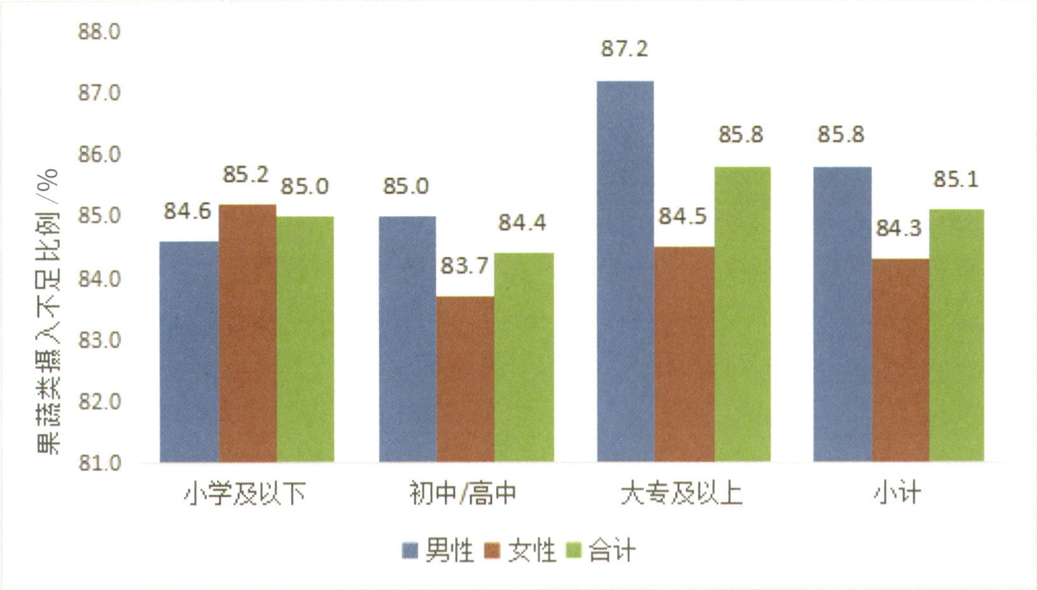

图 5-3　2023 年秦淮区不同性别、文化程度居民果蔬类摄入不足比例

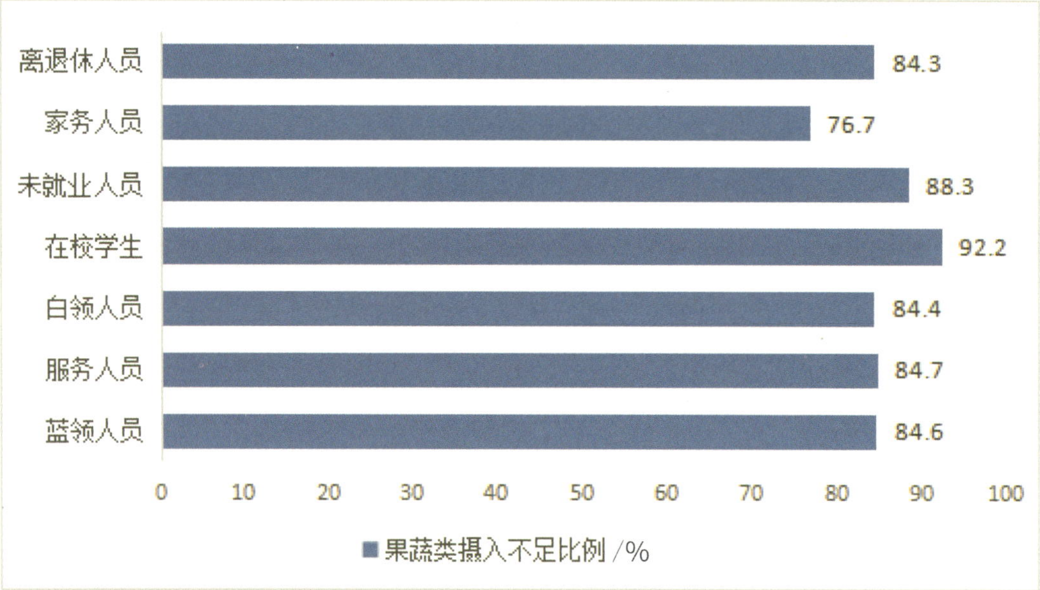

图 5-4　2023 年秦淮区不同职业居民果蔬类摄入不足比例

四、奶类摄入

（一）奶类摄入量

2023 年秦淮区 18 岁及以上居民人均每日奶类摄入量为 121.1 ml。男性低于女性，分别为 109.8 ml 和 133.1 ml。18 ~ 34 岁人群人均每日奶类摄入量最高，为 135.2 ml；35 ~ 59 岁人群最低，为 106.1 ml（表 5-7）。

不同文化程度人群中，大专及以上者人均每日奶类摄入量最高，为 139.0 ml；小学及以下者最低，为 82.8 克。不同职业人群中，在校学生人均每日奶类摄入量最高，为 136.5 ml；蓝领人员最低，为 105.2 ml（表 5-8）。

表 5-7 2023 年秦淮区不同性别、年龄居民人均每日奶类摄入量

性别	年龄组 / 岁	奶类摄入量 /ml
男性	18 ~ 34	132.3
	35 ~ 59	89.0
	⩾ 60	118.0
	小计	109.8
女性	18 ~ 34	138.4
	35 ~ 59	124.3
	⩾ 60	143.3
	小计	133.1
合计	18 ~ 34	135.2
	35 ~ 59	106.1
	⩾ 60	130.6
	小计	121.1

表 5-8 2023 年秦淮区不同文化程度、职业居民每日奶类摄入量

项目	分类	奶类摄入量 / ml
文化程度	小学及以下	82.8
	初中 / 高中	114.9
	大专及以上	139.0
职业	蓝领人员	105.2
	服务人员	107.8
	白领人员	135.6
	在校学生	136.5
	未就业人员	114.7
	家务人员	119.9
	离退休人员	134.2

（二）奶类摄入不足比例

2023 年秦淮区 18 岁及以上居民奶类摄入不足比例为 94.2%，通过权重调整后一致，男性高于女性，分别为 94.5% 和 93.8%。35 ~ 59 岁人群奶类摄入不足比例最高，为 95.7%；18 ~ 34 岁人群奶类摄入不足比例最低，为 92.3%（表 5-9）。

表 5-9　2023 年秦淮区不同性别、年龄居民奶类摄入不足比例

性别	年龄组 / 岁	合计	
		人数	奶类摄入不足比例 /%
男性	18 ~ 34	1 873	91.7
	35 ~ 59	2 606	96.7
	≥ 60	1 170	94.4
	小计	5 649	94.5
女性	18 ~ 34	1 772	93.0
	35 ~ 59	2 402	94.8
	≥ 60	1 137	93.2
	小计	5 311	93.8
合计	18 ~ 34	3 645	92.3
	35 ~ 59	5 008	95.7
	≥ 60	2 307	93.8
	小计	10 960	94.2

不同文化程度人群中，奶类摄入不足比例随着文化程度的升高而降低（图 5-5）。不同职业人群中，未就业人员奶类摄入不足比例最高，为 95.3%；在校学生最低，为 93.1%（图 5-6）。

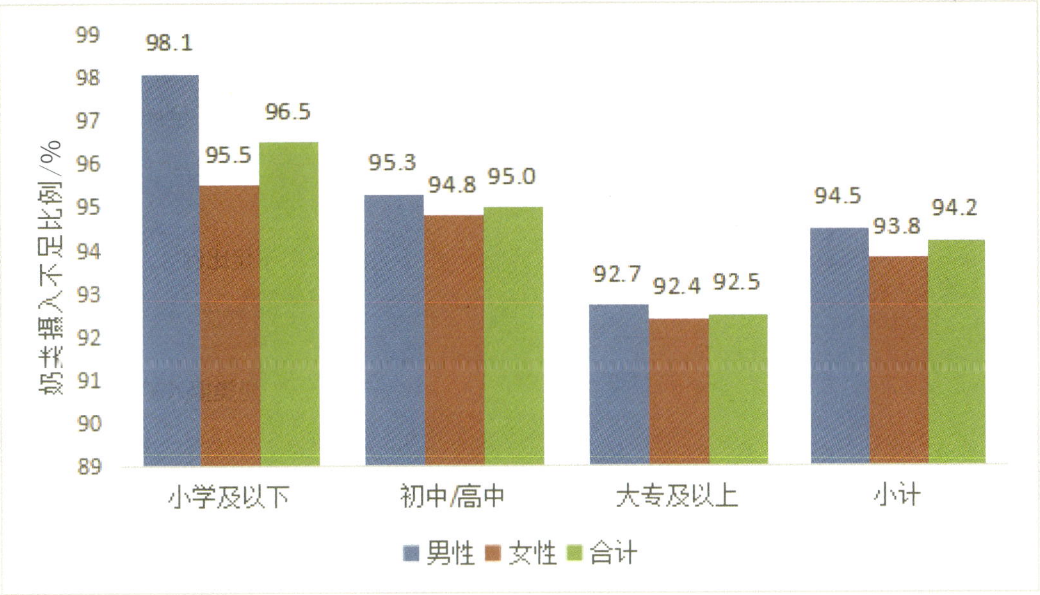

图 5-5 2023 年秦淮区不同性别、文化程度居民奶类摄入不足比例

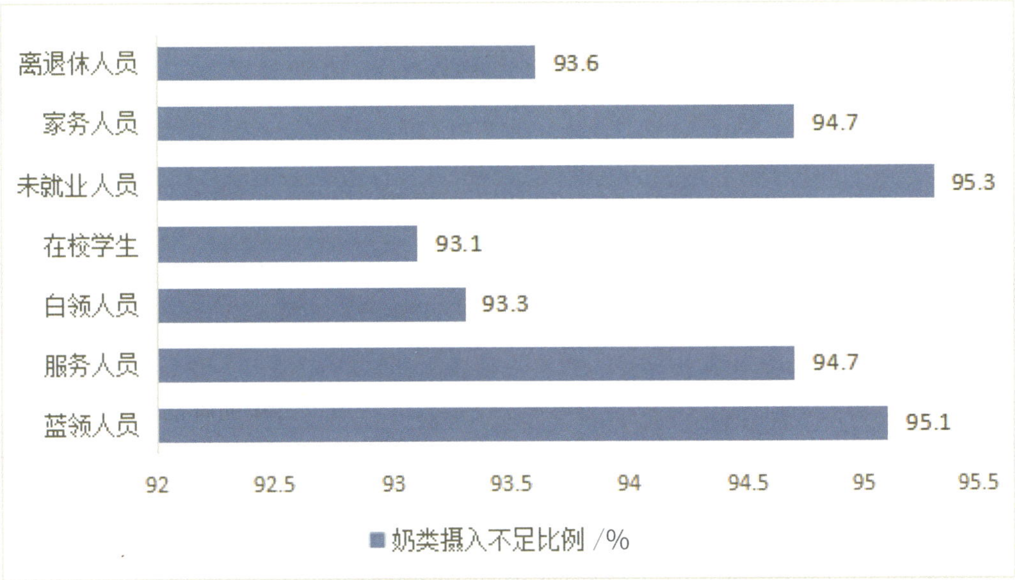

图 5-6 2023 年秦淮区不同职业居民奶类摄入不足比例

五、畜肉、禽肉摄入

（一）畜肉、禽肉摄入量

2023 年秦淮区 18 岁及以上居民人均每日畜肉摄入量为 98.3 克，男性 105.0 克，女性 91.3 克；人均每日禽肉摄入量为 58.7 克，男性 63.7 克，女性 53.5 克；男性人均每日畜肉、禽肉摄入量均高于女性。居民人均每日畜肉、禽肉摄入量均随年龄增长而下降。18 ~ 34 岁人群最高，分别为 113.8 克、67.2 克；60 岁及以上人群最低，分别为 77.1 克、50.3 克（表 5-10）。

表 5-10　2023 年秦淮区不同性别、年龄居民人均每日畜肉、禽肉摄入量

性别	年龄组 / 岁	畜肉摄入量 / 克	禽肉摄入量 / 克
男性	18 ~ 34	125.4	72.9
	35 ~ 59	98.8	58.4
	≥ 60	84.6	60.1
	小计	105.0	63.7
女性	18 ~ 34	101.4	61.1
	35 ~ 59	94.2	54.1
	≥ 60	69.5	40.4
	小计	91.3	53.5
合计	18 ~ 34	113.8	67.2
	35 ~ 59	96.6	56.3
	≥ 60	77.1	50.3
	小计	98.3	58.7

不同文化程度人群中，大专及以上者人均每日畜肉、禽肉摄入量最高，分别为 112.8 克和 66.0 克；小学及以下者最低，分别为 75.7 克和 44.5 克。不同职业人群中，白领人员人均每日畜肉摄入量最高，为 116.4 克；离退休人员最低，为 71.8 克；在校学生人均每日禽肉摄入量最高，为 71.9 克；未就业人员最低，为 43.5 克（表 5-11）。

表 5-11　2023 年秦淮区不同文化程度、职业居民每日畜肉、禽肉摄入量

项目	分类	畜肉摄入量 / 克	禽肉摄入量 / 克
文化程度	小学及以下	75.7	44.5
	初中 / 高中	91.1	55.8
	大专及以上	112.8	66.0
职业	蓝领人员	99.9	64.8
	服务人员	93.2	55.7
	白领人员	116.4	60.4
	在校学生	105.8	71.9
	未就业人员	82.3	43.5
	家务人员	103.5	60.6
	离退休人员	71.8	45.9

（二）畜禽肉摄入过多比例

2023 年秦淮区 18 岁及以上居民畜禽肉摄入过多比例为 66.2%，通过权重调整后为 66.3%，男性高于女性。畜禽肉摄入过多比例随着年龄增长呈现下降趋势。18 ~ 34 岁人群最高，为 73.8%；60 岁及以上人群最低，为 55.8%（表 5-12）。

畜禽肉摄入过多比例随文化程度升高而升高。大专及以上人群最高，为 73.1%；小学及以下人群最低，为 53.9%（图 5-7）。不同职业人群中，在校学生畜禽肉摄入过多比例最高，为 73.7%；家务人员最低，为 54.5%（图 5-8）。

表 5-12 2023 年秦淮区不同性别、年龄居民畜禽肉摄入过多比例

性别	年龄组 / 岁	合计	
		人数	畜禽肉摄入过多比例 /%
男性	18 ~ 34	1 613	79.0
	35 ~ 59	1 885	69.9
	≥ 60	743	60.0
	小计	4 241	71.0
女性	18 ~ 34	1 300	68.2
	35 ~ 59	1 534	60.5
	≥ 60	630	51.6
	小计	3 464	61.2
合计	18 ~ 34	2 913	73.8
	35 ~ 59	3 419	65.4
	≥ 60	1 373	55.8
	小计	7 705	66.2

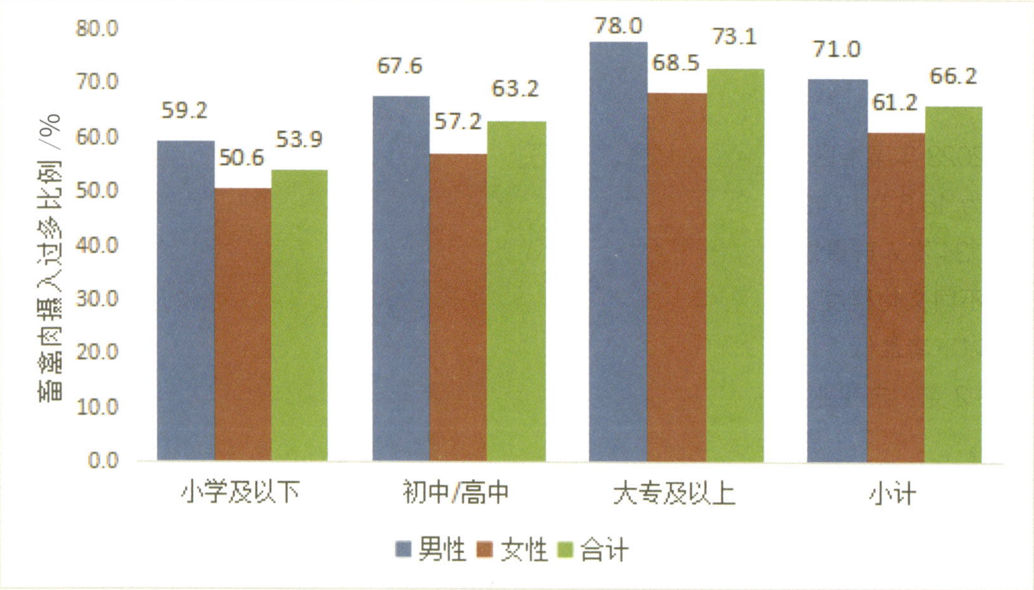

表 5-7　2023 年秦淮区不同性别、文化程度居民畜禽肉摄入过多比例

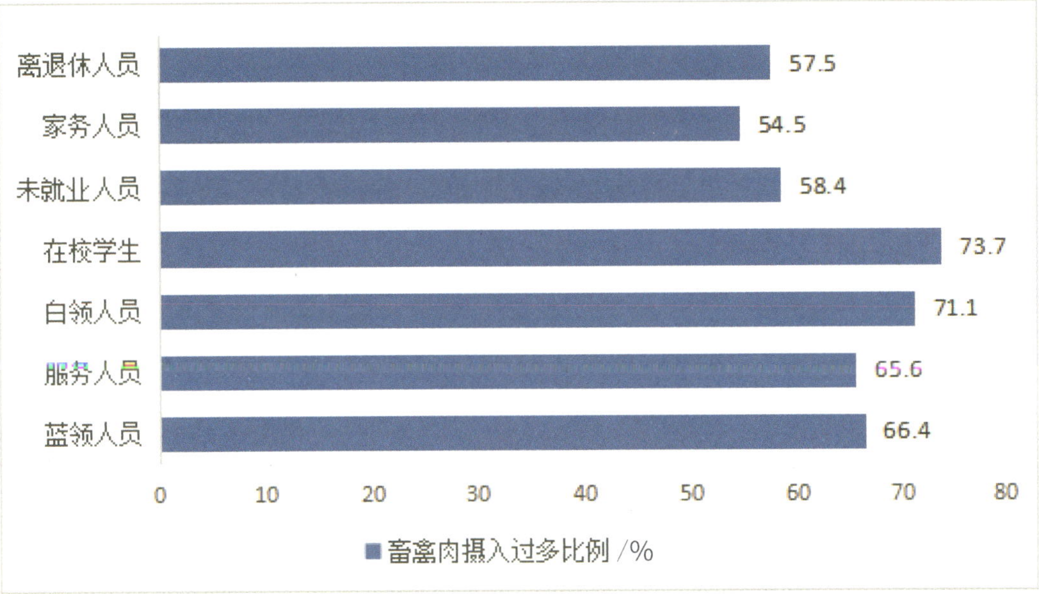

图 5-8 2023 年秦淮区不同职业居民畜禽肉摄入过多比例

六、水产品摄入

（一）水产品摄入量

2023 年秦淮区 18 岁及以上居民人均每日水产品摄入量为 48.0 克。男性低于女性，分别为 46.6 克和 49.3 克。人均每日水产品摄入量 35 ~ 59 岁人群最高，为 49.7 克；18 ~ 34 岁人群最低，为 46.4 克（表 5-13）。

不同文化程度人群中，大专及以上者人均每日水产品摄入量最高，为 51.4 克；小学及以下者最低，为 37.5 克。不同职业人群中，白领人员人均每日水产品摄入量最高，为 53.2 克；未就业人员最低，为 34.0 克（表 5-14）。

表 5-13　2023 年秦淮区不同性别、年龄居民人均每日水产品摄入量

性别	年龄组 / 岁	水产品摄入量 / 克
男性	18 ~ 34	46.4
	35 ~ 59	46.5
	≥ 60	47.1
	小计	46.6
女性	18 ~ 34	46.3
	35 ~ 59	53.0
	≥ 60	46.4
	小计	49.3
合计	18 ~ 34	46.4
	35 ~ 59	49.7
	≥ 60	46.8
	小计	48.0

表 5-14　2023 年秦淮区不同文化程度、职业居民每日水产品摄入量

项目	分类	水产品摄入量 / 克
文化程度	小学及以下	37.5
	初中 / 高中	47.5
	大专及以上	51.4
职业	蓝领人员	50.4
	服务人员	47.3
	白领人员	53.2
	在校学生	37.5
	未就业人员	34.0
	家务人员	49.2
	离退休人员	43.4

（二）水产品摄入不足比例

2023年秦淮区18岁及以上居民水产品摄入不足比例为64.4%，通过权重调整后为64.1%，男性低于女性，分别为63.7%和65.1%。水产品摄入不足比例18～34岁人群最高，为65.5%；35～59岁人群最低，为63.4%（表5-15）。

表5-15 2023年秦淮区不同性别、年龄居民水产品摄入不足比例

性别	年龄组/岁	合计	
		人数	水产品摄入不足比例/%
男性	18～34	1 312	64.3
	35～59	1 673	62.1
	≥60	824	66.5
	小计	3 809	63.7
女性	18～34	1 274	66.8
	35～59	1 646	64.9
	≥60	765	62.7
	小计	3 685	65.1
合计	18～34	2 586	65.5
	35～59	3 319	63.4
	≥60	1 589	64.6
	小计	7 494	64.4

不同文化程度人群中，水产品摄入不足比例随文化程度升高而降低。小学及以下人群最高，为70.0%；大专及以上人群最低，为62.3%（图5-9）。不同职业人群中，未就业人员水产品摄入不足比例最高，为73.2%；白领人员最低，为61.0%（图5-10）。

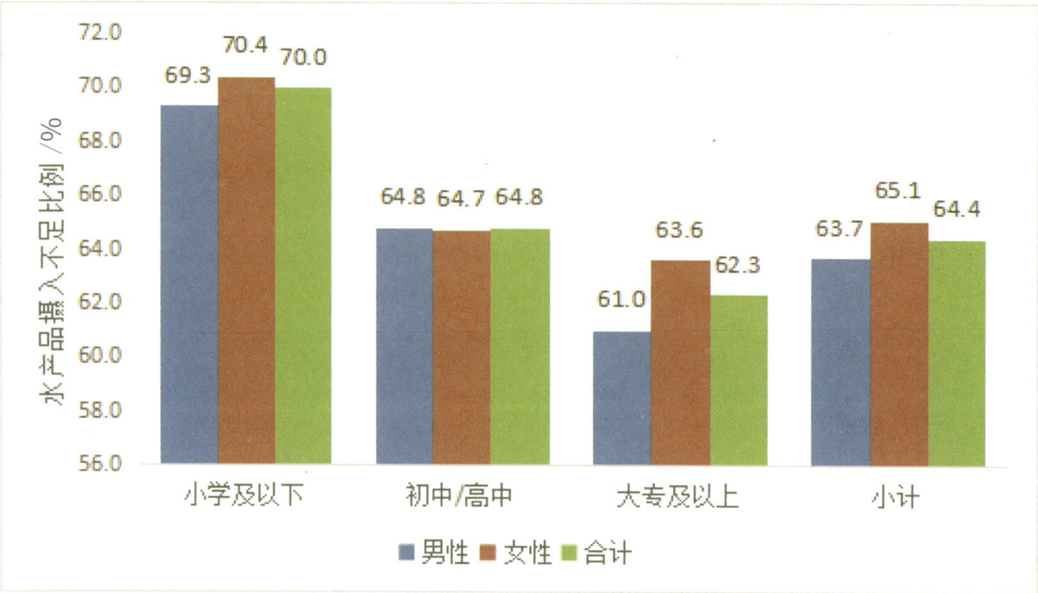

图 5-9　2023 年秦淮区不同性别、文化程度居民水产品摄入不足比例

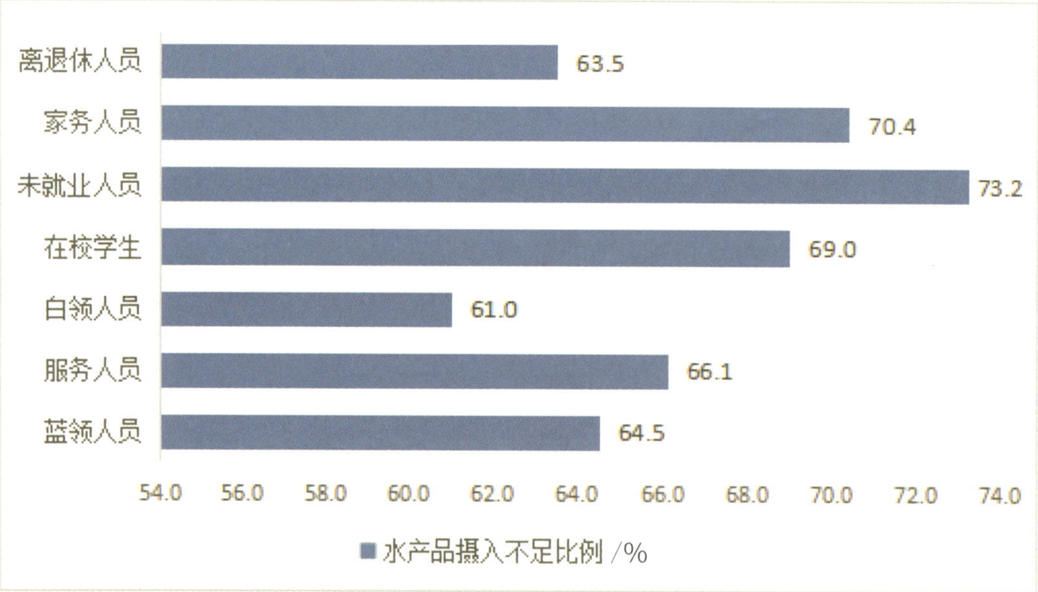

图 5-10　2023 年秦淮区不同职业居民水产品摄入不足比例

七、食盐摄入

（一）食盐摄入量

2023 年秦淮区 18 岁及以上居民人均每日食盐摄入量为 9.1 克，男性高于女性，分别为 9.2 克和 8.9 克。60 岁及以上人群最高，为 10.4 克；35 ~ 59 岁人群最低，为 8.6 克（表 5-16）。

表 5-16 2023 年秦淮区不同性别、年龄居民人均每日食盐摄入量

性别	年龄组 / 岁	食盐摄入量 / 克
男性	18 ~ 34	9.1
	35 ~ 59	8.8
	≥ 60	10.3
	小计	9.2
女性	18 ~ 34	8.5
	35 ~ 59	8.3
	≥ 60	10.6
	小计	8.9
合计	18 ~ 34	8.8
	35 ~ 59	8.6
	≥ 60	10.4
	小计	9.1

人均每日食盐摄入量呈现随文化程度升高而降低的趋势。小学及以下人群最高，为 9.7 克；大专及以上人群最低，为 8.6 克。不同职业人群中，离退休人员人均每日食盐摄入量最高，为 10.4 克；服务人员最低，为 8.1 克（表 5-17）。

表 5-17　2023 年秦淮区不同文化程度、职业居民每日食盐摄入量

项目	分类	食盐摄入量 / 克
文化程度	小学及以下	9.7
	初中 / 高中	9.3
	大专及以上	8.6
职业	蓝领人员	9.9
	服务人员	8.1
	白领人员	8.3
	在校学生	8.5
	未就业人员	9.5
	家务人员	8.7
	离退休人员	10.4

（二）食盐摄入过多比例

2023 年秦淮区 18 岁及以上居民食盐摄入过多比例为 60.0%，通过权重调整后一致，男性高于女性。60 岁及以上人群食盐摄入过多比例最高，为 68.8%；35 ~ 59 岁人群最低，为 56.9%（表 5-18）。

在不同的文化程度人群中，初中 / 高中人群食盐摄入过多比例最低，为 59.7%（图 5-11）。不同职业人群中，离退休人员食盐摄入过多比例最高，为 71.1%；服务人员最低，为 53.4%（图 5-12）。

表 5-18　2023 年秦淮区不同性别、年龄居民食盐摄入过多比例

性别	年龄组 / 岁	合计	
		人数	食盐摄入过多比例 /%
男性	18 ~ 34	1 208	59.2
	35 ~ 59	1 574	58.4
	≥ 60	844	68.1
	小计	3 626	60.7
女性	18 ~ 34	1 103	57.9
	35 ~ 59	1 402	55.3
	≥ 60	847	69.4
	小计	3 352	59.2
合计	18 ~ 34	2 311	58.5
	35 ~ 59	2 976	56.9
	≥ 60	1 691	68.8
	小计	6 978	60.0

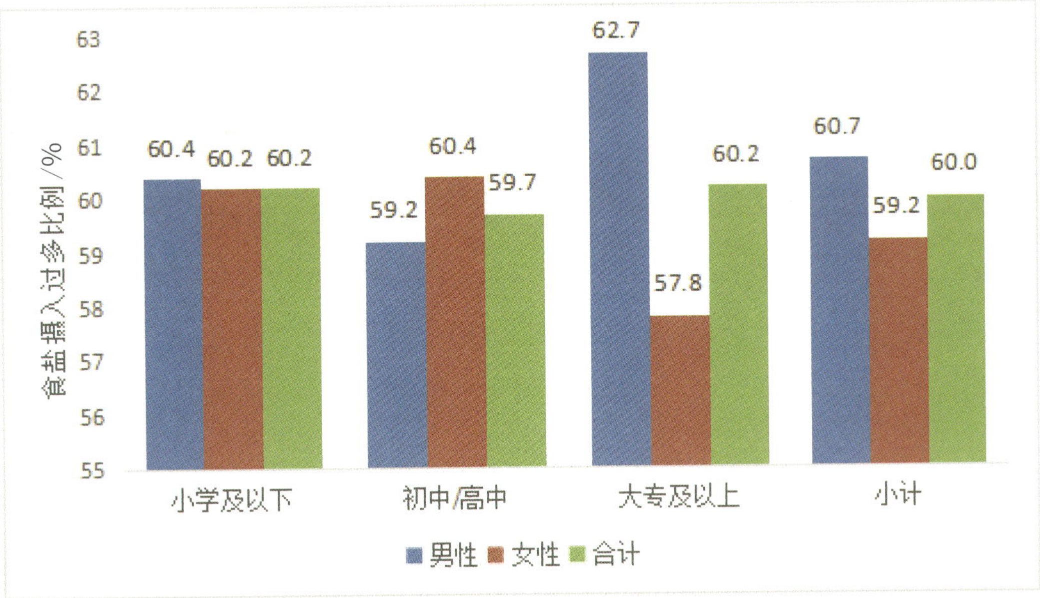

图 5-11　2023 年秦淮区不同性别、文化程度居民食盐摄入过多比例

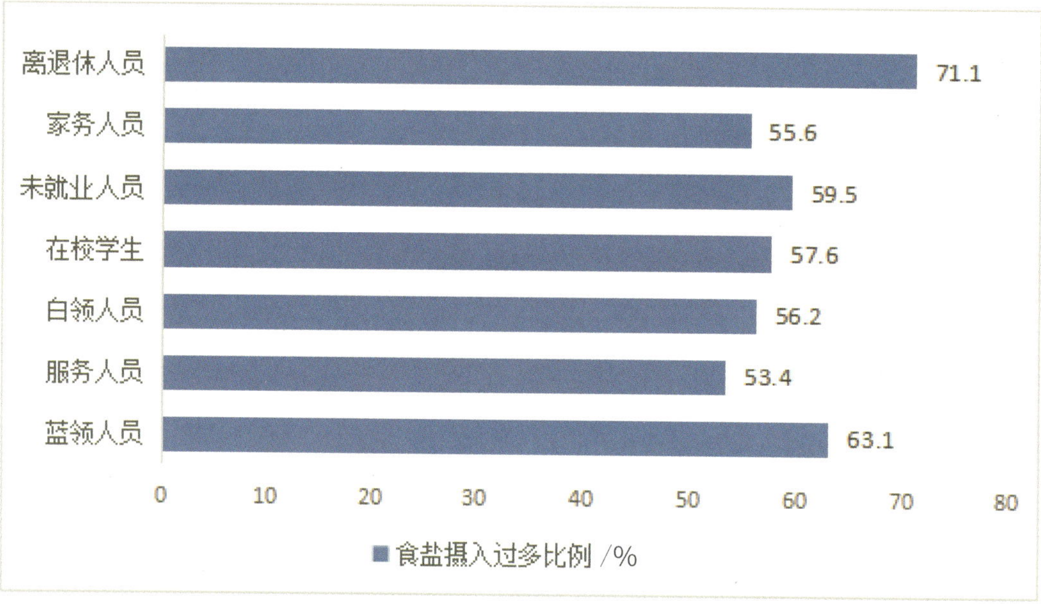

图 5-12　2023 年秦淮区不同职业居民食盐摄入过多比例

八、食用油摄入

（一）食用油摄入量

2023 年秦淮区 18 岁及以上居民人均每日食用油摄入量为 36.0 克。男性和女性分别为 37.4 克和 34.5 克。人均每日食用油摄入量呈现随年龄增长而上升的趋势。60 岁及以上人群最高，为 43.9 克；18 ～ 34 岁人群最低，为 32.3 克（表 5-19）。

人均每日食用油摄入量呈现随文化程度升高而降低的趋势。小学及以下人群最高，为 40.2 克；大专及以上人群最低，为 32.3 克。不同职业人群中，离退休人员人均每日食用油摄入量最高，为 42.0 克；在校学生最低，为 28.3 克（表 5-20）。

表 5-19 2023 年秦淮区不同性别、年龄居民人均每日食用油摄入量

性别	年龄组 / 岁	食用油摄入量 / 克
男性	18 ~ 34	34.6
	35 ~ 59	36.3
	≥ 60	44.5
	小计	37.4
女性	18 ~ 34	30.0
	35 ~ 59	33.8
	≥ 60	43.2
	小计	34.5
合计	18 ~ 34	32.3
	35 ~ 59	35.1
	≥ 60	43.9
	小计	36.0

表 5-20 2023 年秦淮区不同文化程度、职业居民每日食用油摄入量

项目	分类	食用油摄入量 / 克
文化程度	小学及以下	40.2
	初中 / 高中	38.2
	大专及以上	32.3
职业	蓝领人员	38.6
	服务人员	35.0
	白领人员	32.9
	在校学生	28.3
	未就业人员	34.5
	家务人员	35.8
	离退休人员	42.0

（二）食用油摄入过多比例

2023 年秦淮区 18 岁及以上居民食用油摄入过多比例为 56.4%，通过权重调整后为 56.6%。男性 58.0%，女性 54.7%。食用油摄入过多比例随着年龄增长呈现上升趋势。60 岁及以上人群最高，为 66.4%；18 ~ 34 岁人群最低，为 51.4%（表 5-21）。

表 5-21　2023 年秦淮区不同性别、年龄居民食用油摄入过多比例

性别	年龄组 / 岁	合计	
		人数	食用油摄入过多比例 /%
男性	18 ~ 34	1 100	53.9
	35 ~ 59	1 540	57.1
	≥ 60	824	66.5
	小计	3 464	58.0
女性	18 ~ 34	930	48.8
	35 ~ 59	1 358	53.6
	≥ 60	809	66.3
	小计	3 097	54.7
合计	18 ~ 34	2 030	51.4
	35 ~ 59	2 898	55.4
	≥ 60	1 633	66.4
	小计	6 561	56.4

食用油摄入过多比例随文化程度升高而降低。小学及以下人群最高，为 60.3%；大专及以上人群最低，为 52.3%（图 5-13）。不同职业人群中，离退休人员食用油摄入过多比例最高，为 65.0%；在校学生最低，为 39.1%（图 5-14）。

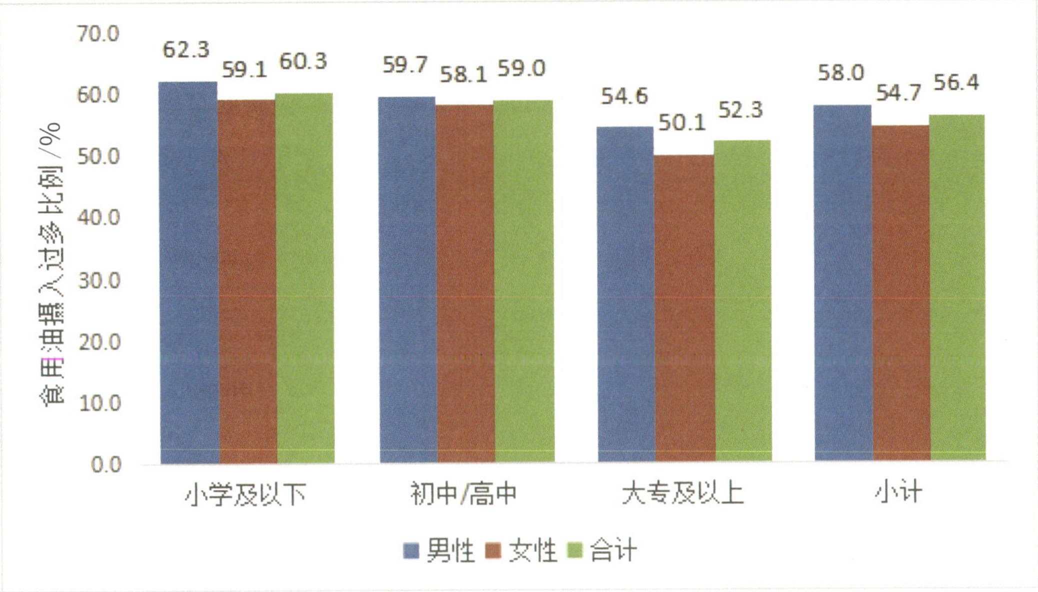

图 5-13　2023 年秦淮区不同性别、文化程度居民食用油摄入过多比例

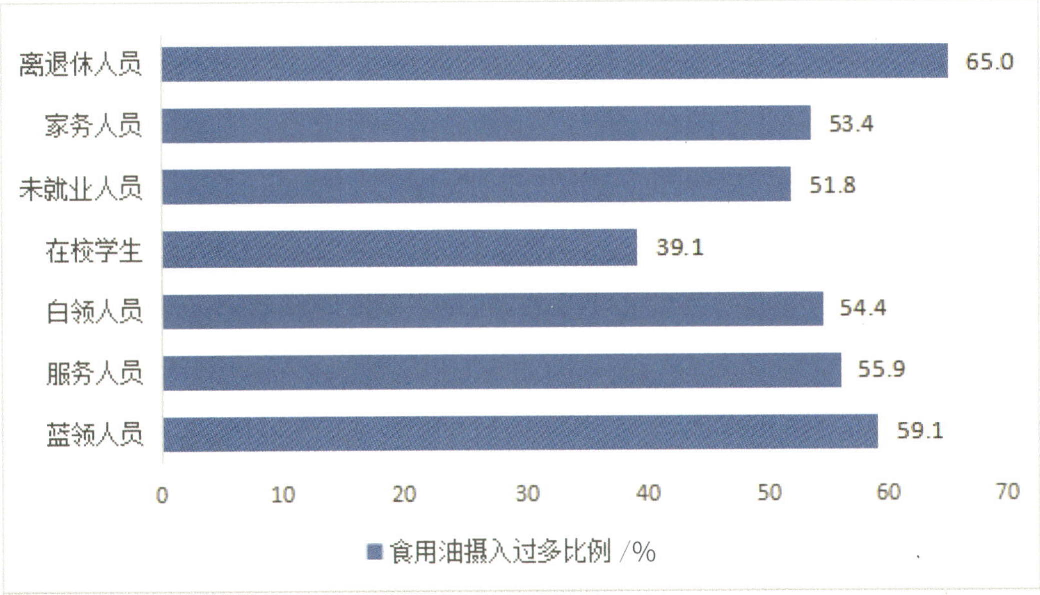

图 5-14　2023 年秦淮区不同职业居民食用油摄入过多比例

九、含糖饮料摄入

2023 年秦淮区 18 岁及以上居民人均每日含糖饮料摄入量为 40.7 ml。男性高于女性，分别为 48.6 ml 和 32.5 ml。人均每日含糖饮料摄入量随年龄增长而下降。18 ～ 34 岁人群最高，为 91.4 ml；60 岁及以上人群最低，为 4.1 ml（表 5-22）。

表 5-22　2023 年秦淮区不同性别、年龄居民人均每日含糖饮料摄入量

性别	年龄组 / 岁	含糖饮料摄入量 / ml
男性	18 ～ 34	108.9
	35 ～ 59	22.5
	≥ 60	5.7
	小计	48.6
女性	18 ～ 34	72.5
	35 ～ 59	16.7
	≥ 60	2.5
	小计	32.5
合计	18 ～ 34	91.4
	35 ～ 59	19.7
	≥ 60	4.1
	小计	40.7

人均每日含糖饮料摄入量随文化程度升高而上升。大专及以上人群最高，为 63.2 ml；小学及以下人群最低，为 7.6 ml。不同职业人群中，在校学生人均每日含糖饮料摄入量最高，为 115.6 ml；离退休人员最低，为 4.2 ml（表 5-23）。

表 5-23 2023 年秦淮区不同文化程度、职业居民每日含糖饮料摄入量

项目	分类	含糖饮料摄入量 / ml
文化程度	小学及以下	7.6
	初中 / 高中	29.0
	大专及以上	63.2
职业	蓝领人员	28.4
	服务人员	48.7
	白领人员	49.4
	在校学生	115.6
	未就业人员	36.8
	家务人员	6.5
	离退休人员	4.2

十、本章小结

2023 年秦淮区 18 岁及以上居民人均每日谷薯类摄入量为 323.8 克，其中谷、薯类摄入量分别为 282.2 克、41.6 克。男性高于女性。从文化程度看，初中 / 高中者人均每日谷薯类摄入量最高，大专及以上者最低。从职业分布来看，家务人员人均每日谷薯类摄入量最高，未就业人员最低。

2023 年秦淮区 18 岁及以上居民谷薯类摄入不足比例为 46.7%，男性低于女性。谷薯类摄入不足比例呈现随年龄增长而下降、随文化程度升高而升高的趋势。从职业分布来看，未就业人员最高，家务人员最低。

2023 年秦淮区 18 岁及以上居民人均每日蔬菜、水果摄入量分别为 227.2 克和 93.8 克，男性均低于女性。人均每日蔬菜摄入量呈现随年龄增长而上升的趋势。35 ~ 59 岁人群人均每日水果摄入量最高，60 岁及以上人群最低。不同文化程度人群中，初中 / 高中者人均每日蔬菜摄入量最高，大专及以上者最低。大专及以上者水果摄入量最高，小学及以下者最低。不同职业人群中，家务人员每日蔬菜、水果摄入

量均为最高，在校学生均为最低。

2023年秦淮区18岁及以上居民果蔬类摄入不足比例为85.0%，男性高于女性。从文化程度来看，大专及以上者果蔬类摄入不足比例最高，初中/高中者最低。从职业分布来看，在校学生果蔬类摄入不足比例最高，家务人员最低。

2023年秦淮区18岁及以上居民人均每日奶类摄入量为121.1 ml，男性低于女性。从文化程度看，大专及以上人群最高，小学及以下人群最低。从职业分布看，在校学生最高，蓝领人员最低。

2023年秦淮区18岁及以上居民奶类摄入不足比例为94.2%，男性高于女性。奶类摄入不足比例呈现随文化程度升高而下降的趋势。从职业人群来看，未就业者最高，在校学生最低。

2023年秦淮区18岁及以上居民人均每日畜肉和禽肉摄入量分别为98.3克和58.7克，男性摄入量均高于女性。人均每日畜肉、禽肉摄入量均呈现随年龄增长而下降、随文化程度升高而上升的趋势。从职业分布来看，白领人员人均每日畜肉摄入量最高，离退休人员最低；在校学生人均每日禽肉摄入量最高，未就业人员最低。

2023年秦淮区18岁及以上居民人均每日畜禽肉摄入过多比例为66.3%，男性高于女性。畜禽肉摄入过多比例呈现随年龄增长而下降、随文化程度升高而升高的趋势。从职业分布来看，在校学生最高，家务人员最低。

2023年秦淮区18岁及以上居民人均每日水产品摄入量为48.0克。男性低于女性。人均每日水产品摄入量35～59岁人群最高，18～34岁人群最低。从文化程度来看，大专及以上者最高，小学及以下者最低。从职业分布来看，白领人员最高，未就业人员最低。

2023年秦淮区18岁及以上居民水产品摄入不足比例为64.1%，男性低于女性。水产品摄入不足比例18～34岁人群最高，35～59岁人群最低。水产品摄入不足比例随文化程度升高而降低。从职业分布来看，未就业人员最高，白领人员最低。

2023年秦淮区18岁及以上居民人均每日食盐摄入量为9.1克，男性高于女性。60岁及以上人群人均每日食盐摄入量最高，35～59岁人群最低。人均每日食盐摄入量呈现随文化程度升高而降低的趋势。从职业分布来看，离退休人员最高，服务人员最低。

2023年秦淮区18岁及以上居民食盐摄入过多比例为60.0%，男性高于女性。60岁及以上人群食盐摄入过多比例最高，35～59岁人群最低。在不同的文化程度人群中，初中/高中人群食盐摄入过多比例最低。不同职业人群中，离退休人员食盐摄入过多比例最高，服务人员最低。

2023年秦淮区18岁及以上居民人均每日食用油摄入量为36.0克，男性高于女性。人均每日食用油摄入量呈现随年龄增长而上升、随文化程度升高而降低的趋势。从职业分布来看，离退休人员最高，在校学生最低。

2023年秦淮区18岁及以上居民食用油摄入过多比例为56.6%，男性高于女性。食用油摄入过多比例呈现随年龄增长而上升、随文化程度升高而降低的趋势。从职业分布来看，离退休人员最高，在校学生最低。

2023年秦淮区18岁及以上居民人均每日含糖饮料摄入量为40.7 ml，男性高于女性。人均每日含糖饮料摄入量呈现随年龄增长而下降、随文化程度升高而升高的趋势。从职业分布来看，在校学生最高，离退休人员最低。

第六章　身体活动

一、相关指标定义

（一）职业性身体活动（工业、农业及家务性）

在日常工作、农活或家务中所涉及的身体活动，包括有酬劳或无酬劳的工作、学习（培训）、家务劳动、收庄稼和打渔等。

（二）交通性身体活动

采用步行或骑自行车的方式来往各地，包括上下班、购物等。

（三）休闲性身体活动

在工作、学习之余，以休闲、健身为主要目的的身体活动，包括体育锻炼、休闲娱乐活动等。

（四）每周中等强度身体活动时间

通常一周内，中等强度活动累计时间（高强度活动时间折算为中等强度时间的 2 倍），包含职业性身体活动、交通性身体活动和休闲性身体活动。本次调查只记入 1 次连续活动 10 分钟以上的身体活动。

每周中等强度身体活动时间 = 高强度活动时间 ×2 + 中等强度活动时间。

（五）身体活动不足率

通常一周内，中等强度身体活动时间不足 150 分钟者在调查人群中所占的比例。

（六）从不锻炼率

通常一周中从不参加锻炼者占总人群的比例。

（七）经常锻炼率

通常一周中参加锻炼至少 3 次，每次至少 30 分钟者占总人群的比例。

（八）每日总静态行为时间

通常一天内，在清醒状态下，安静地坐着、靠着或躺着的时间（包括坐着工作、学习、阅读、看电视、使用电脑、使用手机、休息等静态行为）。

（九）每日业余静态行为时间

通常一天的业余时间当中安静地坐着、靠着或躺着看电视、使用电脑、使用手机、阅读等静态行为的时间。

（十）每日睡眠时间

通常一天内，夜间或日间睡眠的总时间。

（十一）失眠者

过去 30 天内，每周至少 3 天出现入睡困难、中间觉醒 2 次或以上、服药帮助睡眠、早醒且难以再次入睡中任意一种失眠症状的调查对象。

（十二）失眠率

使用睡眠情况量表测得的失眠者在调查人群中所占的比例。

二、居民身体活动水平情况

（一）每周中等强度身体活动时间

2023 年秦淮区 18 岁及以上居民平均每周中等强度身体活动时间为 12.6 小时，男性和女性分别为 14.4 小时和 10.7 小时，18 ~ 34 岁年龄组、35 ~ 59 岁年龄组和 60 岁及以上年龄组分别为 8.2 小时、16.1 小时和 12.3 小时。

从文化程度来看，文化程度为小学及以下、初中 / 高中、大专及以上者平均每周中等强度身体活动时间分别为 21.4 小时、15.5 小时和 6.9 小时。从职业分布来看，蓝领人员平均每周中等强度身体活动时间最长，为 18.7 小时，在校学生最短，为 7.5 小时（表 6-1）。

表 6-1　2023 年秦淮区不同人群居民平均每周中等强度身体活动时间

项目	类别	每周中等强度身体活动时间 / 小时
性别	男性	14.4
	女性	10.7
年龄	18 ~ 34	8.2
	35 ~ 59	16.1
	≥ 60	12.3
文化程度	小学及以下	21.4
	初中 / 高中	15.5
	大专及以上	6.9

续表

项目	类别	每周中等强度身体活动时间 / 小时
职业	蓝领人员	18.7
	服务人员	14.1
	白领人员	7.6
	在校学生	7.5
	未就业人员	10.8
	家务人员	15.6
	离退休人员	11.4

（二）身体活动不足率

2023 年秦淮区 18 岁及以上居民身体活动不足比例为 34.5%，通过权重调整后为 35.5%，男性与女性相似。身体活动不足比例随年龄增长而下降。18 ~ 34 岁人群最高，为 42.5%；60 岁及以上人群最低，为 25.4%（表 6–2）。

表 6–2　2023 年秦淮区不同性别、年龄居民身体活动不足比例

性别	年龄组 / 岁	合计	
		人数	身体活动不足比例 /%
男性	18 ~ 34	759	37.2
	35 ~ 59	966	35.8
	≥ 60	351	28.3
	小计	2 076	34.7
女性	18 ~ 34	918	48.2
	35 ~ 59	746	29.4
	≥ 60	273	22.4
	小计	1 973	34.2
合计	18 ~ 34	1 677	42.5
	35 ~ 59	1 712	32.7
	≥ 60	624	25.4
	小计	4 013	34.5

不同文化程度人群中，大专及以上者身体活动不足比例最高，为 39.1%；小学及以下者最低，为 29.8%（图 6-1）。

不同职业人群中，白领人员身体活动不足比例最高，为 40.6%；家务人员最低，为 22.2%（图 6-2）。

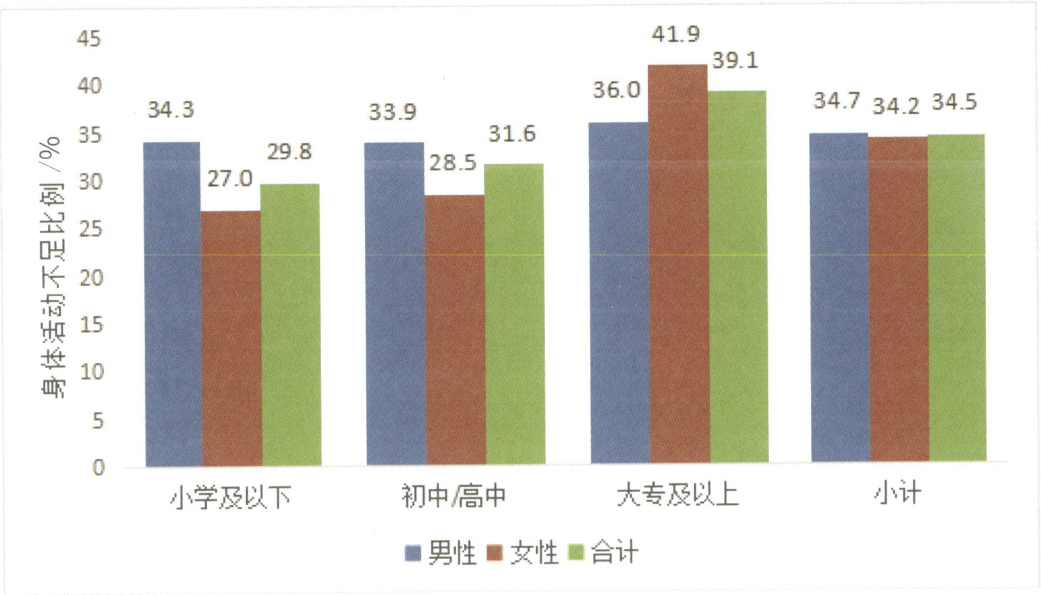

图 6-1　2023 年秦淮区不同性别、文化程度居民身体活动不足比例

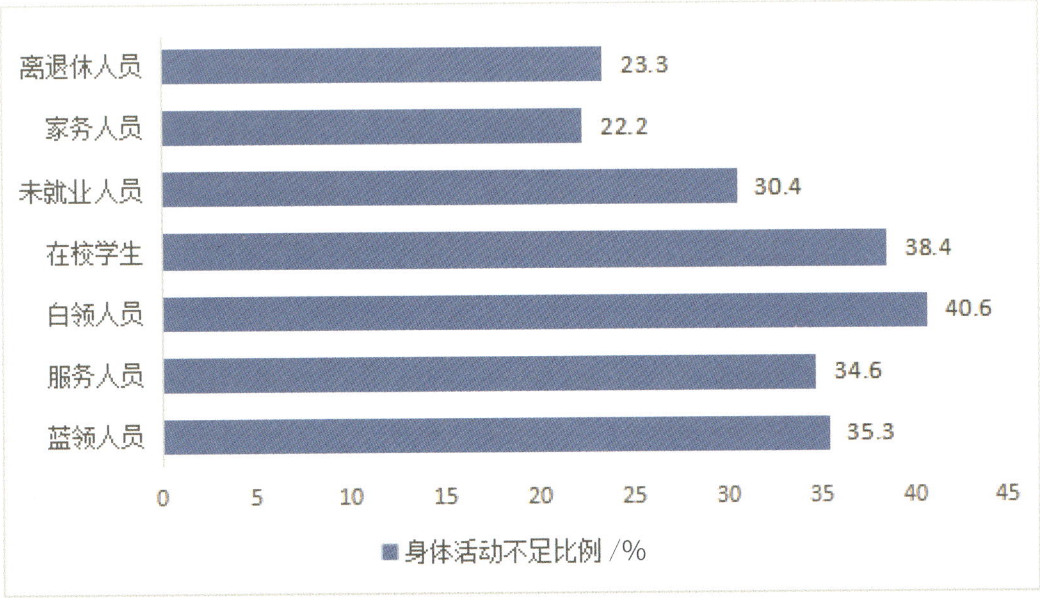

图 6-2　2023 年秦淮区不同职业居民身体活动不足比例

三、业余锻炼情况

（一）居民从不锻炼率

2023 年秦淮区 18 岁及以上居民从不锻炼率为 33.1%，通过权重调整后为 33.8%，其中男性与女性相似。不同年龄分布中，35 ~ 59 岁人群从不锻炼率最高，为 35.8%；60 岁及以上人群最低，为 27.7%（表 6-3）。

表 6-3　2023 年秦淮区不同性别、年龄居民从不锻炼率

性别	年龄组 / 岁	合计	
		人数	从不锻炼率 /%
男性	18 ~ 34	611	29.9
	35 ~ 59	1 000	37.1
	⩾ 60	365	29.5
	小计	1 976	33.1
女性	18 ~ 34	688	36.1
	35 ~ 59	874	34.5
	⩾ 60	315	25.8
	小计	1 877	33.2
合计	18 ~ 34	1 299	32.9
	35 ~ 59	1 874	35.8
	⩾ 60	680	27.7
	小计	3 853	33.1

不同文化程度人群中，小学及以下者从不锻炼率最高，为 42.6%；大专及以上者最低，为 29.9%（图 6-3）。不同职业人群中，蓝领人员从不锻炼率最高，为 41.4%；在校学生最低，为 25.9%（图 6-4）。

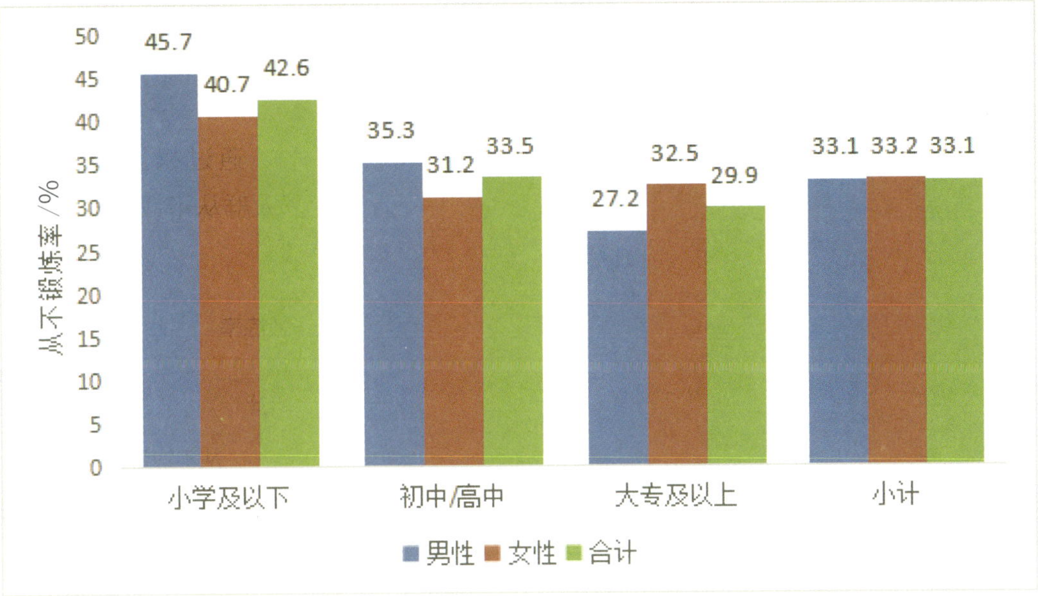

图 6-3　2023 年秦淮区不同性别、文化程度居民从不锻炼率

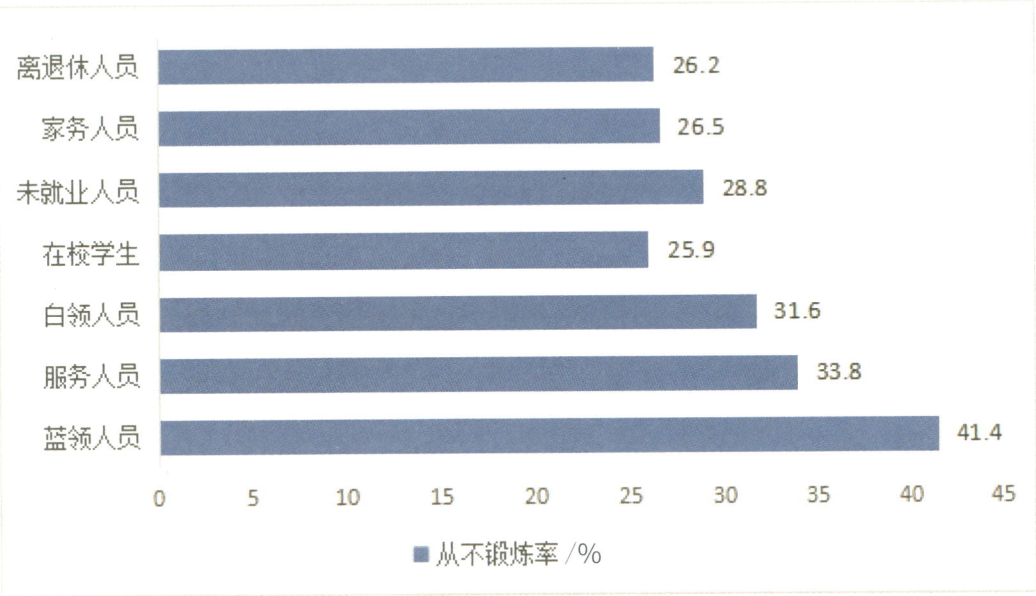

图 6-4　2023 年秦淮区不同职业居民从不锻炼率

（二）居民经常锻炼率

2023 年秦淮区 18 岁及以上居民经常锻炼率为 40.8%，男性为 40.3%，女性为 41.3%，通过权重调整后经常锻炼率为 40.2%，其中男性 40.1%，女性 40.4%。35 ~ 59 岁人群经常锻炼率最高，为 42.6%；60 岁及以上人群最低，为 38.5%（表 6-4）。

表 6-4　2023 年秦淮区不同性别、年龄居民经常锻炼率

性别	年龄组 / 岁	合计	
		人数	经常锻炼率 /%
男性	18 ~ 34	719	35.2
	35 ~ 59	1044	38.7
	≥ 60	648	52.3
	小计	2411	40.3
女性	18 ~ 34	577	30.3
	35 ~ 59	1059	41.8
	≥ 60	701	57.5
	小计	2337	41.3
合计	18 ~ 34	570	41.6
	35 ~ 59	2314	42.6
	≥ 60	1864	38.5
	小计	4748	40.8

在不同文化程度人群中，初中 / 高中人群经常锻炼率最高，为 42.6%；大专及以上人群最低，为 38.5%。不同职业人群中，家务人员经常锻炼率最高，为 57.1%；蓝领人员最低，为 36.3%（表 6-5）。

表 6-5　2023 年秦淮区不同职业、文化程度居民经常锻炼率

项目	分类	合计	
		人数	经常锻炼率 / %
文化程度	小学及以下	570	41.6
	初中 / 高中	2 314	42.6
	大专及以上	1 864	38.5
职业	蓝领人员	1 084	36.3
	服务人员	898	36.9
	白领人员	1 135	37.9
	在校学生	345	38.2
	未就业人员	125	48.6
	家务人员	108	57.1
	离退休人员	1 053	56.0

四、静态行为

（一）平均每日总静态行为时间

2023 年秦淮区 18 岁及以上居民平均每日总静态行为时间为 5.0 小时，男性 4.9 小时，女性 5.1 小时。不同年龄分布中，18 ~ 34 岁人群平均每日总静态行为时间最长，为 6.4 小时；60 岁及以上人群最短，为 4.1 小时（表 6-6）。

居民平均每日总静态行为时间呈随文化程度升高而上升趋势。大专及以上人群最长，为 6.2 小时；小学及以下人群最短，为 3.4 小时。不同职业人群中，在校学生平均每日总静态行为时间最长，为 7.8 小时；家务人员最低，为 3.6 小时（表 6-7）。

表 6-6　2023 年秦淮区不同性别、年龄居民每日静态行为时间

性别	年龄组 / 岁	每日静态行为时间 / 小时
男性	18 ~ 34	6.1
	35 ~ 59	4.3
	≥ 60	4.3
	小计	4.9
女性	18 ~ 34	6.7
	35 ~ 59	4.5
	≥ 60	3.9
	小计	5.1
合计	18 ~ 34	6.4
	35 ~ 59	4.4
	≥ 60	4.1
	小计	5.0

表 6-7　2023 年秦淮区不同职业、文化程度居民每日静态行为时间

项目	分类	每日静态行为时间 / 小时
文化程度	小学及以下	3.4
	初中 / 高中	4.4
	大专及以上	6.2
职业类型	蓝领人员	4.2
	服务人员	4.6
	白领人员	6.0
	在校学生	7.8
	未就业人员	4.5
	家务人员	3.6
	离退休人员	4.3

（二）平均每日业余静态行为时间

2023 年秦淮区 18 岁及以上居民平均每日业余静态行为时间为 4.0 小时，男性 3.9 小时，女性 4.1 小时。不同年龄分布中，18 ~ 34 岁人群平均每日总静态行为时间最长，为 5.2 小时；60 岁及以上人群最短，为 3.2 小时（表 6-8）。

表 6-8　2023 年秦淮区不同性别、年龄居民每日业余静态行为时间

性别	年龄组 / 岁	每日业余静态行为时间 / 小时
男性	18 ~ 34	5.0
	35 ~ 59	3.4
	≥ 60	3.3
	小计	3.9
女性	18 ~ 34	5.4
	35 ~ 59	3.5
	≥ 60	3.0
	小计	4.1
合计	18 ~ 34	5.2
	35 ~ 59	3.5
	≥ 60	3.2
	小计	4.0

居民平均每日业余静态行为时间呈随文化程度升高而上升趋势。大专及以上人群最长，为 5.0 小时；小学及以下人群最短，为 2.4 小时。不同职业人群中，在校学生平均每日业余静态行为时间最长，为 6.6 小时；家务人员最低，为 2.8 小时（表 6-9）。

表 6-9　2023 年秦淮区不同职业、文化程度居民每日静态行为时间

项目	分类	每日静态行为时间 / 小时
文化程度	小学及以下	2.4
	初中 / 高中	3.4
	大专及以上	5.0
职业类型	蓝领人员	3.3
	服务人员	3.5
	白领人员	4.8
	在校学生	6.6
	未就业人员	3.6
	家务人员	2.8
	离退休人员	3.4

五、睡眠情况

（一）居民每日睡眠时间

2023 年秦淮区 18 岁及以上居民平均每日睡眠时间为 7.2 小时，男性和女性均为 7.2 小时。不同年龄分布中，18 ~ 34 岁人群平均每日睡眠时间最长，为 7.5 小时；60 岁及以上人群最短，为 6.9 小时（表 6-10）。

不同文化程度人群中，大专及以上者睡眠时间最长，为 7.3 小时；小学及以下者最短，为 7.0 小时。不同职业人群中，在校学生睡眠时间最长，为 7.4 小时；离退休人员和家务人员平均睡眠时间最短，为 7.0 小时（表 6-11）。

表 6-10 2023 年秦淮区不同性别、年龄居民每日睡眠时间

性别	年龄组 / 岁	每日睡眠时间 / 小时
男性	18 ~ 34	7.5
	35 ~ 59	7.1
	≥ 60	7.1
	小计	7.2
女性	18 ~ 34	7.5
	35 ~ 59	7.1
	≥ 60	6.8
	小计	7.2
合计	18 ~ 34	7.5
	35 ~ 59	7.1
	≥ 60	6.9
	小计	7.2

表 6-11 2023 年秦淮区不同文化程度、职业居民每日睡眠时间

项目	分类	每日静态行为时间 / 小时
文化程度	小学及以下	7.0
	初中 / 高中	7.1
	大专及以上	7.3
职业类型	蓝领人员	7.2
	服务人员	7.2
	白领人员	7.2
	在校学生	7.4
	未就业人员	7.3
	家务人员	7.0
	离退休人员	7.0

（二）失眠率

2023 年秦淮区 18 岁及以上居民失眠率为 33.4%，通过权重调整后为 33.9%，男性低于女性。60 岁及以上人群失眠率最高，为 54.1%；18 ~ 34 岁人群最低，为 21.2%（表 6-12）。

表 6-12　2023 年秦淮区不同性别、年龄居民失眠情况

性别	年龄组 / 岁	合计	
		人数	失眠情况 /%
男性	18 ~ 34	389	19.0
	35 ~ 59	744	27.6
	≥ 60	619	50.0
	小计	1 752	29.3
女性	18 ~ 34	447	23.5
	35 ~ 59	977	38.5
	≥ 60	712	58.4
	小计	2 136	37.7
合计	18 ~ 34	836	21.2
	35 ~ 59	1 721	32.9
	≥ 60	1 331	54.1
	小计	3 888	33.4

从文化程度来看，居民失眠率随文化程度的升高而下降（图 6-5）。在不同职业人群中，离退休人员失眠率最高，为 52.0%；在校学生最低，为 21.7%（图 6-6）。

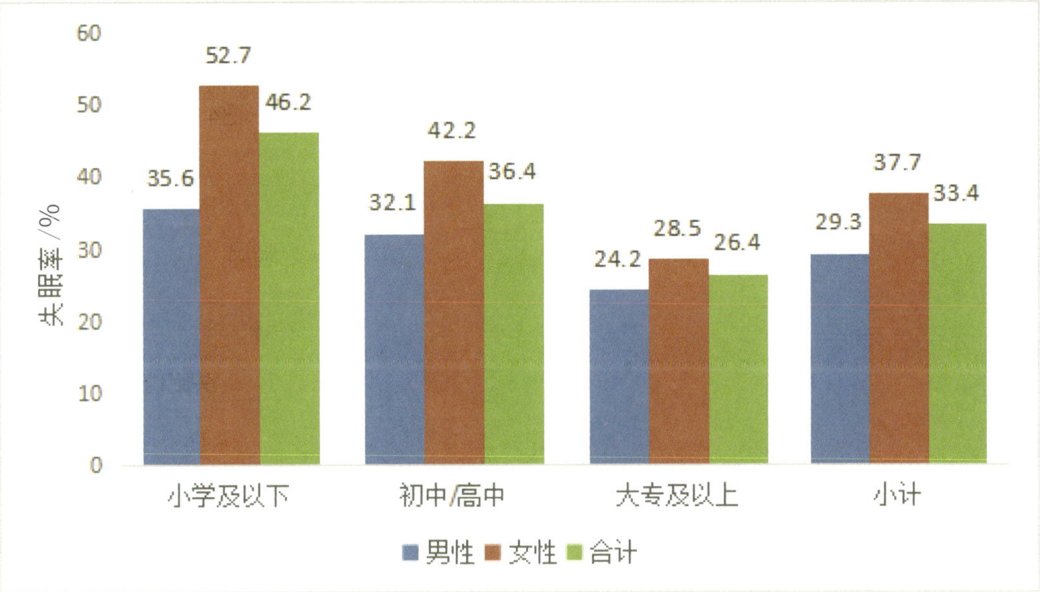

图 6-5　2023 年秦淮区不同性别、文化程度居民失眠率

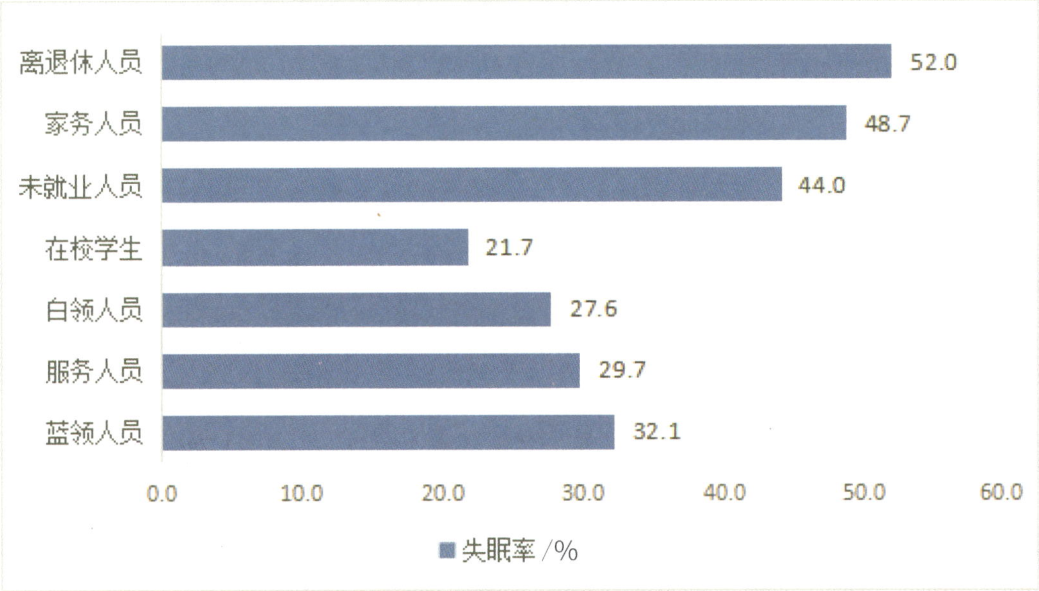

图 6-6　2023 年秦淮区不同职业居民失眠率

六、本章小结

2023 年秦淮区 18 岁及以上居民平均每周中等强度身体活动时间为 12.6 小时，男性和女性分别为 14.4 小时和 10.7 小时。

2023 年秦淮区 18 岁及以上居民身体活动不足比例为 35.5%，男性与女性相似，身体活动不足比例随年龄增长而下降。不同文化程度人群中，大专及以上者身体活动不足比例最高，小学及以下者最低；不同职业人群中，白领人员身体活动不足比例最高，家务人员最低。

2023 年秦淮区 18 岁及以上居民从不锻炼率为 33.8%，男性与女性相似。不同年龄人群中，35 ~ 59 岁者从不锻炼率最高，60 岁及以上者最低。不同文化程度人群中，小学及以下者从不锻炼率最高，大专及以上者最低。不同职业人群中，蓝领人员从不锻炼率最高，在校学生最低。

2023 年秦淮区 18 岁及以上居民经常锻炼率为 40.2%，男性略低于女性。60 岁及以上人群经常锻炼率最低，35 ~ 59 岁人群最高。不同文化程度人群中，初中 / 高中人群经常锻炼率最高，大专及以上者最低。不同职业人群中，家务人员经常锻炼率最高，蓝领人员最低。

2023 年秦淮区 18 岁及以上居民平均每日总静态行为时间为 5.0 小时，男性低于女性。不同年龄人群中，18 ~ 34 岁者静态行为时间最长，60 岁及以上者最短。每日总静态行为时间呈现随文化程度升高而递增趋势。不同职业人群中，在校学生平均每日静态行为时间最长，家务人员最低。

2023 年秦淮区 18 岁及以上居民平均每日业余静态行为时间为 4.0 小时。不同年龄人群中，18 ~ 34 岁者平均每日睡眠时间最长，60 岁及以上者最短。每日业余静态行为时间随文化程度升高呈现上升趋势。不同职业人群中，在校学生每日业余静态行为时间最长，家务人员最短。

2023 年秦淮区 18 岁及以上居民平均每日睡眠时间为 7.2 小时。不同年龄分布中，18 ~ 34 岁人群平均每日睡眠时间最长，60 岁及以上人群最短。不同文化程度人群中，大专及以上者睡眠时间最长，小学及以下者最短。不同职业人群中，在校学生睡眠时间最长，离退休人员和家务人员最短。

2023 年秦淮区 18 岁及以上居民失眠率为 33.9%，男性低于女性。失眠率随着年龄的增加而上升，随文化程度的升高而下降。不同职业人群中，离退休人员失眠率最高，在校学生最低。

第七章 体重情况

一、相关指标定义

（一）体重指数（Body Mass Index，BMI）

体重指数（BMI）= 体重（kg）/ 身高（m）^{2}。

按照《中国成人超重和肥胖症预防控制指南（试行）》标准，BMI < 18.5 kg/m^2，为低体重；18.5 kg/m^2 ≤ BMI < 24.0 kg/m^2 为正常体重；24.0 kg/m^2 ≤ BMI < 28.0 kg/m^2 为超重；BMI ≥ 28.0 kg/m^2 为肥胖。

（二）超重率

超重者占有效分析人数的比例。

（三）肥胖率

肥胖者占有效分析人数的比例。

（四）中心型肥胖

男性腰围≥ 90 cm，女性腰围≥ 85 cm。

（五）中心型肥胖率

中心型肥胖者占有效分析人数的比例。

二、体重指数

（一）BMI 平均水平

2023 年秦淮区 18 岁及以上居民 BMI 平均水平为 24.5 kg/m^2，男性 25.2 kg/m^2，女性 23.7 kg/m^2。不同年龄人群中，男性 35 ~ 59 岁者 BMI 均值最高，为 25.6 kg/m^2；18 ~ 34 岁者最低，为 24.7 kg/m^2。女性 60 岁及以上者 BMI 均值最高，为 24.7 kg/m^2；18 ~ 34 岁者最低，为 22.4 kg/m^2（表 7-1）。

表 7-1　2023 年秦淮区不同性别、年龄居民 BMI 平均水平

性别	年龄组 / 岁	BMI /（$kg \cdot m^{-2}$）
男性	18 ~ 34	24.7
	35 ~ 59	25.6
	⩾ 60	25.2
	小计	25.2
女性	18 ~ 34	22.4
	35 ~ 59	24.2
	⩾ 60	24.7
	小计	23.7
合计	18 ~ 34	23.6
	35 ~ 59	24.9
	⩾ 60	25.0
	小计	24.5

BMI 平均水平随文化程度升高而下降。小学及以下人群最高，为 25.2 kg/m^2；大专及以上人群最低，为 24.0 kg/m^2。不同职业人群中，蓝领人员 BMI 均值最高，为 24.9 kg/m^2；在校学生最低，为 22.7 kg/m^2（表 7-2）。

表 7-2　2023 年秦淮区不同职业、文化程度居民 BMI 平均水平

分类		BMI /（$kg \cdot m^{-2}$）
文化程度	小学及以下	25.2
	初中 / 高中	24.7
	大专及以上	24.0
职业类型	蓝领人员	24.9
	服务人员	24.6
	白领人员	24.2
	在校学生	22.7
	未就业人员	24.6
	家务人员	24.8
	离退休人员	24.8

（二）居民体重分布情况

2023 年秦淮区 18 岁及以上居民低体重、正常体重、超重和肥胖者分别占总人群的 3.7%、42.9%、36.7%、16.7%，通过权重调整后分别为 3.7%、42.1%、37.2%、17.1%。

不同年龄人群中，18 ~ 34 岁者低体重和正常体重比例最高，分别为 7.2%、50.9%，超重和肥胖比例最低，分别为 26.9%、15.0%；35 ~ 59 岁者低体重比例最低，为 1.9%，肥胖比例最高，为 17.9%；60 岁及以上者正常体重比例最低，为 37.3%，超重比例最高，为 44.0%。

低体重和正常体重比例随文化程度升高而上升，小学及以下者比例最低，分别为 1.8% 和 37.1%；大专及以上者比例最高，分别为 5.5% 和 46.8%；超重和肥胖比例随文化程度升高而下降，小学及以下者比例最高，分别为 40.7% 和 20.4%，大专及以上者比例最低，分别为 32.7% 和 15.1%。

不同职业人群中，在校学生低体重和正常体重比例最高，分别为 10.2% 和 56.7%，超重和肥胖比例最低，分别为 23.2%、10.0%；家务人员低体重和正常体重比例最低，分别为 2.1% 和 37.6%，并且超重比例最高，为 45.0%；蓝领人员肥胖率最高，为 19.4%（表 7-3）。

表 7-3 2023 年秦淮区不同性别、年龄、文化程度和职业居民 BMI 分布情况

单位：%

项目	分类	低体重	体重正常	超重	肥胖
性别	男性	2.5	34.0	42.4	21.1
	女性	5.1	52.2	30.8	12.0
年龄	18 ~ 34 岁	7.2	50.9	26.9	15.0
	35 ~ 59 岁	1.9	39.4	40.8	17.9
	≥ 60 岁	2.0	37.3	44.0	16.7
文化程度	小学及以下	1.8	37.1	40.7	20.4
	初中 / 高中	2.7	40.8	39.4	17.2
	大专及以上	5.5	46.8	32.7	15.1
职业类型	蓝领人员	2.2	39.2	39.2	19.4
	服务人员	3.9	42.2	36.2	17.8

续表

项目	分类	低体重	体重正常	超重	肥胖
	白领人员	4.1	45.6	34.4	15.9
	在校学生	10.2	56.7	23.2	10.0
	未就业人员	4.7	40.9	36.6	17.9
	家务人员	2.1	37.6	45.0	15.3
	离退休人员	2.3	39.4	43.1	15.2
合计		3.7	42.9	36.7	16.7

三、超重率

2023 年秦淮区 18 岁及以上居民平均超重率为 36.7%，通过权重调整后为 37.2%，男性高于女性。不同年龄分布中，60 岁及以上人群超重率最高，为 44.0%；18 ~ 34 岁人群最低，为 26.9%（表 7-4）。

表 7-4　2023 年秦淮区不同性别、年龄居民超重率

性别	年龄组 / 岁	合计	
		人数	超重率 /%
男性	18 ~ 34	688	33.7
	35 ~ 59	1 229	45.6
	≥ 60	616	49.7
	小计	2 533	42.4
女性	18 ~ 34	373	19.6
	35 ~ 59	904	35.7
	≥ 60	466	38.2
	小计	1 743	30.8
合计	18 ~ 34	1 061	26.9
	35 ~ 59	2 133	40.8
	≥ 60	1 082	44.0
	小计	4 276	36.7

超重率呈现随文化程度升高而下降的趋势。小学及以下者超重率最高，为40.7%；大专及以上者最低，为32.7%。不同职业人群中，家务人员超重率最高，为45.0%；在校学生最低，为23.2%（表7-5）。

表7-5 2023年秦淮区不同职业、文化程度居民超重率

分类		合计	
		人数	超重率/%
职业	蓝领人员	1 168	39.2
	服务人员	880	36.2
	白领人员	1 029	34.4
	在校学生	209	23.2
	未就业人员	94	36.6
	家务人员	85	45.0
	离退休人员	811	43.1
文化程度	小学及以下	558	40.7
	初中/高中	2 139	39.4
	大专及以上	1 579	32.7

四、肥胖率

2023年秦淮区18岁及以上居民平均肥胖率为16.7%，通过权重调整后为17.1%，男性高于女性。35～59岁人群最高，为17.9%；18～34岁人群最低，为15.0%（表7-6）。

表 7-6　2023 年秦淮区不同性别、年龄居民肥胖率

性别	年龄组 / 岁	合计	
		人数	肥胖率 /%
男性	18 ~ 34	438	21.4
	35 ~ 59	615	22.8
	≥ 60	210	16.9
	小计	1 263	21.1
女性	18 ~ 34	154	8.1
	35 ~ 59	322	12.7
	≥ 60	201	16.5
	小计	677	12.0
合计	18 ~ 34	592	15.0
	35 ~ 59	937	17.9
	≥ 60	411	16.7
	小计	1 940	16.7

肥胖率呈现随文化程度升高而下降的趋势。小学及以下者肥胖率最高，为 20.4%；大专及以上者最低，为 15.1%。不同职业人群中，蓝领人员肥胖率最高，为 19.4%；在校学生最低，为 10.0%（表 7-7）。

表 7-7　2023 年秦淮区不同职业、文化程度居民肥胖率

分类		合计	
		人数	肥胖率 /%
职业	蓝领人员	580	19.4
	服务人员	432	17.8
	白领人员	477	15.9
	在校学生	90	10.0
	未就业人员	46	17.9
	家务人员	29	15.3
	离退休人员	286	15.2

续表

分类		合计	
		人数	肥胖率 /%
文化程度	小学及以下	280	20.4
	初中 / 高中	932	17.2
	大专及以上	728	15.1

五、中心型肥胖率

2023 年秦淮区 18 岁及以上居民中心型肥胖率为 40.4%，通过权重调整后为 41.4%，男性高于女性。中心型肥胖率随着年龄增长而上升。60 岁及以上人群中心型肥胖率最高，为 53.0%；18 ~ 34 岁人群最低，为 27.9%（表 7-8）。

表 7-8 2023 年秦淮区不同性别、年龄居民中心型肥胖率

性别	年龄组 / 岁	合计	
		人数	中心型肥胖率 /%
男性	18 ~ 34	803	39.3
	35 ~ 59	1 481	54.9
	≥ 60	690	55.7
	小计	2 974	49.8
女性	18 ~ 34	298	15.6
	35 ~ 59	817	32.2
	≥ 60	614	50.3
	小计	1 729	30.5
合计	18 ~ 34	1 101	27.9
	35 ~ 59	2 298	43.9
	≥ 60	1 304	53.0
	小计	4 703	40.4

中心型肥胖率呈现随文化程度升高而下降的趋势。小学及以下人群最高，为53.4%；大专及以上人群最低，为32.7%。不同职业人群中，未就业人员中心型肥胖率最高，为48.2%；在校学生最低，为16.9%（表7-9）。

表7-9　2023年秦淮区不同职业、文化程度居民中心型肥胖率

分类		合计	
		人数	中心型肥胖率/%
职业	蓝领人员	1 360	45.6
	服务人员	1 010	41.5
	白领人员	1 075	35.9
	在校学生	152	16.9
	未就业人员	124	48.2
	家务人员	91	48.1
	离退休人员	891	47.3
文化程度	小学及以下	732	53.4
	初中/高中	2 392	44.0
	大专及以上	1 579	32.7

六、本章小结

2023年秦淮区18岁及以上居民BMI平均水平为24.5 kg/m^2，男性高于女性。低体重、正常体重、超重和肥胖者分别占总人群的3.7%、42.1%、37.2%、17.1%。

2023年秦淮区18岁及以上居民超重率为37.2%，男性高于女性。不同年龄人群中，60岁及以上者超重率最高,18～34岁人群最低。超重率呈现随文化程度升高而下降的趋势，小学及以下者最高，大专及以上者最低。不同职业人群中，家务人员超重率最高，在校学生超重率最低。

2023年秦淮区18岁及以上居民肥胖率为17.1%，男性高于女性。35～59岁人群肥胖率最高，18～34岁人群最低。不同职业人群中，蓝领人员肥胖率最高。不同文化程度人群中，小学及以下文化程度者肥胖率最高，大专及以上者最低。

2023 年秦淮区 18 岁及以上居民中心型肥胖率为 41.4%，男性高于女性。中心型肥胖率随着年龄增长而上升，60 岁及以上人群最高，18 ~ 34 岁人群最低。中心型肥胖率呈现随文化程度升高而下降的趋势，小学及以下文化程度者中心型肥胖率最高，大专及以上人群最低。不同职业人群中，未就业人员中心型肥胖率最高，在校学生中心型肥胖率最低。

第八章　血压情况

一、相关指标定义

（一）血压平均水平

有效分析人群中三次测量血压取后两次血压测量值的平均水平。

（二）高血压

本次调查对血压的测量采用欧姆龙 HBP-1300 电子血压计。根据《中国高血压防治指南（2018 年修订版）》推荐的诊断标准：收缩压（systolicbloodpressure，SBP）≥ 140 mmHg（1 mmHg = 0.133 kPa）和 / 或舒张压（diastolicbloodpressure，DBP）≥ 90 mmHg，或调查前已被乡镇（社区）及以上级别医院诊断为高血压且近两周服用降血压药物者。

（三）自报高血压患病率

调查中自报被乡镇卫生院 / 社区卫生服务中心及以上级别医疗机构诊断为高血压的患者占有效分析人数的比例（%）。

（四）高血压患病率

此次调查中高血压患者占有效分析人数的比例（%）。

（五）高血压知晓率

高血压患者中，本次调查之前即知道自己患高血压者（经乡镇卫生院 / 社区卫生服务中心及以上级别医疗机构医生诊断）所占的比例（%）。

（六）高血压治疗率

高血压患者中，近两周内服用降压药物所占的比例（%）。

（七）高血压知晓治疗率

高血压患者中，知道自己患高血压（经乡镇卫生院 / 社区卫生服务中心及以上级别医疗机构医生诊断）并且近两周内服用降压药物者所占的比例（%）。

（八）高血压控制率

高血压患者中，通过治疗血压水平控制在 140/90 mmHg 以下者所占的比例（%）。

（九）高血压治疗控制率

近两周内服用降压药物的高血压患者中，血压水平控制在 140/90 mmHg 以下者所占的比例（%）。

（十）高血压患者健康管理和规范管理人数

已明确被乡镇卫生院 / 社区卫生服务中心及以上级别医疗机构诊断为高血压的患者中，参加了基层医疗卫生机构提供的高血压随访管理以及规范管理人数。

二、血压平均水平

2023 年秦淮区 18 岁及以上居民收缩压平均值为 128.2 mmHg，男性 132.2 mmHg，女性 123.9 mmHg；舒张压平均值为 80.4 mmHg，男性 82.8 mmHg，女性 77.9 mmHg。不同年龄分布中，60 岁及以上人群收缩压最高，为 138.9 mmHg；18 ~ 34 岁人群最低，为 119.2 mmHg。35 ~ 59 岁人群舒张压最高，为 82.9 mmHg；18 ~ 34 岁人群最低，为 76.2 mmHg（表 8-1）。

表 8-1　2023 年秦淮区不同性别、年龄居民血压平均水平

性别	年龄组 / 岁	收缩压 /mmHg	舒张压 /mmHg
男性	18 ~ 34	124.8	78.2
	35 ~ 59	134.2	86.0
	≥ 60	140.0	83.4
	合计	132.2	82.8
女性	18 ~ 34	113.2	74.1
	35 ~ 59	125.3	79.7
	≥ 60	137.7	80.0
	合计	123.9	77.9
合计	18 ~ 34	119.2	76.2
	35 ~ 59	130.0	82.9
	≥ 60	138.9	81.7
	合计	128.2	80.4

收缩压和舒张压均随文化程度升高而下降，小学及以下、初中 / 高中、大专及以上人群收缩压分别为 137.0 mmHg，131.4 mmHg 和 122.0 mmHg；舒张压分别为 83.0 mmHg，81.9 mmHg 和 77.9 mmHg。不同职业人群中，离退休人员收缩压最高，为 136.3 mmHg；在校学生最低，为 117.2 mmHg。蓝领人员舒张压最高，为 81.9 mmHg；在校学生最低，为 74.9 mmHg（表 8–2）。

表 8–2　2023 年秦淮区不同职业、文化程度居民血压平均水平

分类		收缩压 / mmHg	舒张压 / mmHg
职业	蓝领人员	130.4	81.9
	服务人员	127.6	81.0
	白领人员	124.3	79.5
	在校学生	117.2	74.9
	未就业人员	130.4	81.6
	家务人员	130.3	81.2
	离退休人员	136.3	81.0
文化程度	小学及以下	137.0	83.0
	初中 / 高中	131.4	81.9
	大专及以上	122.0	77.9

三、高血压患病情况

（一）高血压自报患病率

2023 年秦淮区 18 岁及以上居民高血压自报患病率为 17.9%，通过权重调整后为 18.7%。男性高于女性。高血压自报患病率随年龄增长而上升，60 岁及以上人群最高，为 43.8%；18 ~ 34 岁人群最低，为 2.8%（表 8–3）。

表 8-3　2023 年秦淮区不同性别、年龄居民自报高血压患病率

性别	年龄组 / 岁	合计	
		人数	自报高血压患病率 /%
男性	18 ~ 34	64	3.1
	35 ~ 59	560	20.8
	≥ 60	563	45.4
	合计	1 187	19.9
女性	18 ~ 34	46	2.4
	35 ~ 59	343	13.5
	≥ 60	513	42.0
	合计	902	15.9
合计	18 ~ 34	1 109	2.8
	35 ~ 59	903	17.3
	≥ 60	1 076	43.8
	合计	2 089	17.9

（二）高血压患病率

2023 年秦淮区 18 岁及以上居民高血压患病率为 36.3%，其中男性 43.2%，女性 29.0%，通过权重调整后高血压患病率为 37.1%，其中男性和女性分别为 43.4% 和 30.0%。不同年龄人群中，60 岁及以上人群高血压患病率最高，为 66.2%（表 8-4）。

高血压患病率随文化程度升高而下降，小学及以下人群最高，为 55.5%；大专及以上人群最低，为 20.8%。不同职业人群中，离退休人员高血压患病率最高，为 61.6%；家务人员其次，为 46.0%；在校学生最低，为 8.5%（表 8-5）。

表 8-4　2023 年秦淮区不同性别、年龄居民高血压患病率

性别	年龄组 / 岁	合计	
		人数	高血压患病率 /%
男性	18 ~ 34	346	16.9
	35 ~ 59	1 372	50.9
	≥ 60	863	69.7
	合计	2 581	43.2
女性	18 ~ 34	116	6.1
	35 ~ 59	758	29.9
	≥ 60	766	62.8
	合计	1 640	29.0
合计	18 ~ 34	462	11.7
	35 ~ 59	2 130	40.7
	≥ 60	1 629	66.2
	合计	4 221	36.3

表 8-5　2023 年秦淮区不同职业、文化程度居民高血压患病率

分类		合计	
		人数	高血压患病率 /%
职业	蓝领人员	1 248	41.8
	服务人员	773	31.8
	白领人员	771	25.8
	在校学生	77	8.5
	未就业人员	106	41.2
	家务人员	87	46.0
	离退休人员	1 159	61.6
文化程度	小学及以下	761	55.5
	初中 / 高中	2 452	45.1
	大专及以上	1 008	20.8

四、高血压知晓情况

2023 年秦淮区 18 岁及以上居民高血压知晓率为 49.5%，通过权重调整后为 50.3%，男性低于女性。高血压知晓率随年龄增长而上升，60 岁及以上人群最高，为 66.1%；18 ~ 34 岁人群最低，为 23.8%（表 8-6）。

表 8-6 2023 年秦淮区不同性别、年龄居民高血压知晓率

性别	年龄组 / 岁	合计	
		人数	高血压知晓率 /%
男性	18 ~ 34	64	18.5
	35 ~ 59	560	40.8
	≥ 60	563	65.2
	合计	1 187	46.0
女性	18 ~ 34	46	39.7
	35 ~ 59	343	45.3
	≥ 60	513	67.0
	合计	902	55.0
合计	18 ~ 34	110	23.8
	35 ~ 59	903	42.4
	≥ 60	1 076	66.1
	合计	2 089	49.5

高血压知晓率随文化程度上升而下降，小学及以下人群最高，为 51.4%；大专及以上人群最低，为 45.3%。不同职业人群中，离退休人员高血压知晓率最高，为 68.2%；在校学生最低，为 32.5%（表 8-7）。

表 8-7　2023 年秦淮区不同职业、文化程度居民高血压知晓率

分类		合计	
		人数	高血压知晓率 /%
职业	蓝领人员	546	43.8
	服务人员	280	36.2
	白领人员	337	43.7
	在校学生	25	32.5
	未就业人员	55	51.9
	家务人员	55	63.2
	离退休人员	791	68.2
文化程度	小学及以下	391	51.4
	初中 / 高中	1 241	50.6
	大专及以上	457	45.3

五、高血压治疗情况

（一）高血压治疗率

2023 年秦淮区 18 岁及以上居民高血压治疗率为 39.6%，通过权重调整后为 40.7%，男性低于女性。高血压治疗率随年龄增长而上升，60 岁及以上人群最高，为 59.1%；18 ~ 34 岁人群最低，为 3.7%（表 8-8）。

高血压治疗率随文化程度升高而下降，小学及以下、初中 / 高中和大专及以上人群分别为 44.2%、42.3% 和 29.6%。不同职业人群中，离退休人员高血压治疗率最高，为 60.4%；其次是家务人员，为 47.1%（表 8-9）。

表 8-8　2023 年秦淮区不同性别、年龄居民高血压治疗率

性别	年龄组 / 岁	合计	
		人数	高血压治疗率 /%
男性	18 ~ 34	12	3.5
	35 ~ 59	436	31.8
	≥ 60	502	58.2
	合计	950	36.8
女性	18 ~ 34	5	4.3
	35 ~ 59	256	33.8
	≥ 60	460	60.1
	合计	721	44.0
合计	18 ~ 34	17	3.7
	35 ~ 59	692	32.5
	≥ 60	962	59.1
	合计	1 671	39.6

表 8-9　2023 年秦淮区不同职业、文化程度居民高血压治疗率

分类		合计	
		人数	高血压治疗率 /%
职业	蓝领人员	422	33.8
	服务人员	215	27.8
	白领人员	248	32.2
	在校学生	0	0.0
	未就业人员	45	42.5
	家务人员	41	47.1
	离退休人员	700	60.4
文化程度	小学及以下	336	44.2
	初中 / 高中	1 037	42.3
	大专及以上	298	29.6

（二）高血压知晓治疗率

2023 年秦淮区 18 岁及以上居民高血压知晓治疗率为 80.0%，通过权重调整后为 80.8%。高血压知晓治疗率随年龄增长而上升，60 岁及以上人群最高，为 89.4%；18 ~ 34 岁人群最低，为 15.5%（表 8-10）。

表 8-10　2023 年秦淮区不同性别、年龄居民高血压知晓治疗率

性别	年龄组 / 岁	合计	
		人数	高血压知晓治疗率 /%
男性	18 ~ 34	12	18.8
	35 ~ 59	436	77.9
	≥ 60	502	89.2
	合计	950	80.0
女性	18 ~ 34	5	10.9
	35 ~ 59	256	74.6
	≥ 60	460	89.7
	合计	721	79.9
合计	18 ~ 34	17	15.5
	35 ~ 59	692	76.6
	≥ 60	962	89.4
	合计	1 671	80.0

高血压知晓治疗率随文化程度升高而下降，小学及以下、初中 / 高中和大专及以上人群分别为 85.9%、83.6% 和 65.2%。不同职业人群中，离退休人员高血压知晓治疗率最高，为 88.5%（表 8-11）。

表 8-11 2023 年秦淮区不同职业、文化程度居民高血压知晓治疗率

分类		合计	
		人数	高血压知晓治疗率 /%
职业	蓝领人员	422	77.3
	服务人员	215	76.8
	白领人员	248	73.6
	在校学生	0	0.0
	未就业人员	45	81.8
	家务人员	41	74.5
	离退休人员	700	88.5
文化程度	小学及以下	336	85.9
	初中 / 高中	1 037	83.6
	大专及以上	298	65.2

六、高血压控制情况

（一）高血压控制率

2023 年秦淮区 18 岁及以上居民高血压控制率为 21.4%，通过权重调整后为 21.6%，男性低于女性。高血压控制率随年龄增长而上升，60 岁及以上人群最高，为 27.1%，18 ~ 34 岁人群最低，为 17.1%（表 8-12）。

不同文化程度人群中，小学及以下、初中 / 高中、大专及以上者高血压控制率分别为 21.3%、20.5% 和 23.6%。不同职业人群中，家务人员高血压控制率最高，为 32.2%；服务人员最低，为 15.4%（表 8-13）。

表 8-12　2023 年秦淮区不同性别、年龄居民高血压控制率

性别	年龄组 / 岁	合计	
		人数	高血压控制率 /%
男性	18 ~ 34	38	11.0
	35 ~ 59	218	15.9
	≥ 60	223	25.8
	合计	479	18.6
女性	18 ~ 34	41	35.5
	35 ~ 59	164	21.6
	≥ 60	218	28.5
	合计	423	25.8
合计	18 ~ 34	79	17.1
	35 ~ 59	382	17.9
	≥ 60	441	27.1
	合计	902	21.4

表 8-13　2023 年秦淮区不同职业、文化程度居民高血压控制率

分类		合计	
		人数	高血压控制率 /%
职业	蓝领人员	227	18.2
	服务人员	119	15.4
	白领人员	148	19.2
	在校学生	19	24.7
	未就业人员	23	21.7
	家务人员	28	32.2
	离退休人员	338	29.2
文化程度	小学及以下	162	21.3
	初中 / 高中	502	20.5
	大专及以上	238	23.6

（二）高血压治疗控制率

2023 年秦淮区 18 岁及以上居民高血压治疗控制率为 41.4%，通过权重调整后为 41.9%，男性低于女性。高血压治疗控制率 18 ~ 34 岁人群最高，为 47.1%；35 ~ 59 岁人群最低，为 40.9%（表 8-14）。

表 8-14 2023 年秦淮区不同性别、年龄居民高血压治疗控制率

性别	年龄组 / 岁	合计	
		人数	高血压治疗控制率 /%
男性	18 ~ 34	5	41.7
	35 ~ 59	171	39.2
	≥ 60	206	41.0
	合计	382	40.2
女性	18 ~ 34	3	60.0
	35 ~ 59	112	43.8
	≥ 60	195	42.4
	合计	310	43.0
合计	18 ~ 34	8	47.1
	35 ~ 59	283	40.9
	≥ 60	401	41.7
	合计	692	41.4

在不同文化程度人群中，大专及以上人群高血压治疗控制率最高，为 45.6%。不同职业人群中，家务人员高血压治疗控制率最高，为 46.3%；其次是离退休人员，为 42.6%（表 8-15）。

表 8-15　2023 年秦淮区不同职业、文化程度居民高血压治疗控制率

分类		合计	
		人数	高血压治疗控制率 /%
职业	蓝领人员	166	39.3
	服务人员	86	40.0
	白领人员	105	42.3
	在校学生	0	0.0
	未就业人员	18	40.0
	家务人员	19	46.3
	离退休人员	298	42.6
文化程度	小学及以下	136	40.5
	初中 / 高中	420	40.5
	大专及以上	136	45.6

七、高血压管理情况

2023 年秦淮区高血压患者应管理人数为 75 200 人，已管理的高血压患者人数为 76 085 人，在基层医疗卫生机构按照规范要求提供高血压患者健康管理服务的人数为 52 389 人，高血压患者基层规范管理服务率为 68.86%。

八、本章小结

2023 年秦淮区 18 岁及以上居民收缩压平均值为 128.2 mmHg，男性高于女性。收缩压和舒张压均随文化程度升高而下降。不同职业人群中，离退休人员收缩压最高，蓝领人员舒张压最高，在校学生收缩压和舒张压均最低。

2023 年秦淮区 18 岁及以上居民高血压患病率为 37.1%，男性高于女性。高血压患病率呈现随年龄增长而上升、随文化程度升高而下降的趋势。不同职业人群中，离退休人员最高，在校学生最低。

2023 年秦淮区 18 岁及以上居民高血压知晓率为 50.3%，男性低于女性。高血压知晓率随年龄增长而上升，随文化程度升高而下降。不同职业人群中，离退休人员最高，在校学生最低。

2023 年秦淮区 18 岁及以上居民高血压治疗率为 40.7%，男性低于女性。高血压治疗率随年龄增长而上升、随文化程度升高而下降。不同职业人群中，离退休人员最高，在校学生最低。

2023 年秦淮区 18 岁及以上居民高血压知晓治疗率为 80.8%，男性低于女性。高血压知晓治疗率随年龄增长而上升、随文化程度升高而下降。不同职业人群中，离退休人员高血压知晓治疗率最高，在校学生最低。

2023 年秦淮区 18 岁及以上居民高血压控制率为 21.6%，男性低于女性。高血压控制率随年龄增长而上升。不同文化程度人群中，初中 / 高中最低，大专及以上最高。不同职业人群中，家务人员最高，服务人员最低。

2023 年秦淮区 18 岁及以上居民高血压治疗控制率为 41.9%，男性低于女性。高血压治疗控制率在 18 ~ 34 岁人群中最高，在 35 ~ 59 岁人群中最低。在不同的文化程度人群中，大专及以上人群最高。不同职业人群中，家务人员最高。

2023 年秦淮区高血压患者基层规范管理服务率为 68.86%。

第九章　血糖情况

一、相关指标定义

（一）血糖平均水平

有效分析人群中空腹血糖和糖化血红蛋白的平均水平。

（二）自报糖尿病患病率

调查时自报被乡镇卫生院 / 社区卫生服务中心及以上级别医疗机构诊断为糖尿病的患者占有效分析人群的比例。

（三）糖尿病测量空腹血糖患病率

调查时自报被乡镇卫生院 / 社区卫生服务中心及以上级别医疗机构诊断为糖尿病的患者，或者此次调查中空腹血糖≥ 7.0 mmol/L 者占有效分析人群的比例。

（四）糖尿病测量糖化血红蛋白患病率

调查时自报被乡镇卫生院 / 社区卫生服务中心及以上级别医疗机构诊断为糖尿病的患者，或者此次调查中糖化血红蛋白≥ 6.5% 者占有效分析人群的比例。

（五）糖尿病患病率

调查时自报被乡镇卫生院 / 社区卫生服务中心及以上级别医疗机构诊断为糖尿病的患者，或者此次调查中空腹血糖≥ 7.0 mmol/L 或者糖化血红蛋白≥ 6.5% 者占有效分析人群的比例。

（六）糖尿病知晓率

糖尿病患者中，本次调查之前已经知道自己患糖尿病者（经乡镇卫生院 / 社区卫生服务中心及以上级别医疗机构诊断）所占的比例。

（七）糖尿病治疗率

糖尿病患者中，已采取控制和治疗措施者（包括生活方式干预和 / 或药物治疗）所占的比例。

（八）糖尿病知晓治疗率

糖尿病患者中，知道自己患糖尿病（经乡镇卫生院 / 社区卫生服务中心及以上级别医疗机构医生诊断）并且已采取控制和治疗措施者（包括生活方式干预和/或药物治疗）所占的比例。

（九）糖尿病空腹血糖控制率

糖尿病患者中，调查时空腹血糖控制在 7.0 mmol/L 及以下者所占的比例。

（十）糖尿病糖化血红蛋白控制率

糖尿病患者中，调查时糖化血红蛋白在 6.5% 及以下者所占的比例。

（十一）糖尿病控制率

糖尿病患者中，调查时空腹血糖控制在 7.0 mmol/L 及以下者和糖化血红蛋白在 6.5% 及以下者所占的比例。

（十二）糖尿病治疗空腹血糖控制率

已采取治疗措施（包括生活方式干预和/或药物治疗）的糖尿病患者中，在调查时空腹血糖控制在 7.0 mmol/L 及以下者所占的比例。

（十三）糖尿病治疗糖化血红蛋白控制率

已采取治疗措施（包括生活方式干预和/或药物治疗）的糖尿病患者中，在调查时糖化血红蛋白控制在 6.5% 及以下者所占的比例。

（十四）糖尿病治疗控制率

已采取治疗措施（包括生活方式干预和/或药物治疗）的糖尿病患者中，在调查时，空腹血糖控制在 7.0 mmol/L 及以下者同时糖化血红蛋白控制在 6.5% 及以下者所占的比例。

（十五）糖尿病患者管理和规范管理数

已明确被乡镇卫生院/社区卫生服务中心及以上级别医疗机构诊断为糖尿病的患者中，参加了基层医疗卫生机构提供的糖尿病随访管理以及规范管理人数。

二、血糖平均水平

2023 年，秦淮区 18 岁及以上城乡居民的空腹血糖平均水平为 5.44 mmol/L，男性高于女性，分别为 5.58 mmol/L 和 5.29 mmol/L。糖化血红蛋白平均水平为 5.62%，男性 5.68%，女性 5.54%。空腹血糖和糖化血红蛋白水平均呈现随年龄增长而升高的趋势。60 岁及以上人群最高，分别为 5.96 mmol/L、6.06%；18 ~ 34 岁人群最低，分别为 4.98 mmol/L、5.27%（表 9-1）。

表 9-1　2023 年秦淮区不同性别、年龄居民空腹血糖、糖化血红蛋白平均水平

性别	年龄组 / 岁	空腹血糖 /mmol/L	糖化血红蛋白 / %
男性	18 ~ 34	5.05	5.32
	35 ~ 59	5.72	5.71
	≥ 60	6.15	6.11
	合计	5.58	5.68
女性	18 ~ 34	4.91	5.21
	35 ~ 59	5.34	5.51
	≥ 60	5.77	6.00
	合计	5.29	5.54
合计	18 ~ 34	4.98	5.27
	35 ~ 59	5.54	5.62
	≥ 60	5.96	6.06
	合计	5.44	5.62

空腹血糖和糖化血红蛋白平均水平均随文化程度升高而下降。小学及以下、初中 / 高中、大专及以上人群空腹血糖分别为 5.80 mmol/L、5.58 mmol/L 和 5.22 mmol/L；糖化血红蛋白分别为 5.89%、5.72% 和 5.42%。不同职业人群中，离退休人员空腹血糖、糖化血红蛋白平均水平最高，分别为 5.94 mmol/L 和 6.05%；在校学生最低，分别为 4.70 mmol/L 和 5.15%（表 9-2）。

表 9-2　2023 年秦淮区不同职业、文化程度居民空腹血糖、糖化血红蛋白平均水平

分类		空腹血糖 /（mmol/L）	糖化血红蛋白 / %
职业	蓝领人员	5.48	5.62
	服务人员	5.42	5.55
	白领人员	5.31	5.48
	在校学生	4.70	5.15
	未就业人员	5.60	5.61
	家务人员	5.50	5.74
	离退休人员	5.94	6.05

续表

分类		空腹血糖 /（mmol/L）	糖化血红蛋白 / %
文化程度	小学及以下	5.80	5.89
	初中 / 高中	5.58	5.72
	大专及以上	5.22	5.42

三、糖尿病患病情况

（一）自报糖尿病患病率

2023 年秦淮区 18 岁及以上居民糖尿病自报患病率为 6.8%，通过权重调整后为 7.2%，男性高于女性，分别为 7.5% 和 6.1%。糖尿病自报患病率呈现随年龄增长而上升的趋势。60 岁及以上人群最高，为 19.4%；18 ~ 34 岁人群最低，为 0.6%（表 9-3）。

表 9-3　2023 年秦淮区不同性别、年龄居民自报糖尿病患病率

性别	年龄组 / 岁	合计	
		人数	自报糖尿病患病率 /%
男性	18 ~ 34	14	0.7
	35 ~ 59	173	6.4
	≥ 60	259	20.9
	合计	446	7.5
女性	18 ~ 34	8	0.4
	35 ~ 59	120	4.7
	≥ 60	218	17.9
	合计	346	6.1
合计	18 ~ 34	22	0.6
	35 ~ 59	293	5.6
	≥ 60	477	19.4
	合计	792	6.8

（二）糖尿病测量空腹血糖患病率和糖尿病测量糖化血红蛋白患病率

2023 年秦淮区 18 岁及以上居民糖尿病测量空腹血糖患病率为 7.6%，通过权重调整后为 7.9%，男性高于女性，分别为 9.7% 和 5.4%。糖尿病测量糖化血红蛋白患病率为 8.4%，通过权重调整后为 8.7%，男性高于女性，分别为 10.2% 和 6.5%。糖尿病测量空腹血糖和糖化血红蛋白糖尿病患病率均随年龄增长而上升。60 岁及以上人群最高，分别为 16.3% 和 19.8%；18 ~ 34 岁人群最低，分别为 1.6% 和 1.3%（表 9-4，表 9-5）。

表 9-4　2023 年秦淮区不同性别、年龄居民糖尿病测量空腹血糖患病率

性别	年龄组 / 岁	合计	
		人数	糖尿病测量空腹血糖患病率 /%
男性	18 ~ 34	45	2.2
	35 ~ 59	288	10.7
	≥ 60	247	19.9
	合计	580	9.7
女性	18 ~ 34	19	1.0
	35 ~ 59	130	5.1
	≥ 60	155	12.7
	合计	304	5.4
合计	18 ~ 34	64	1.6
	35 ~ 59	418	8.0
	≥ 60	402	16.3
	合计	884	7.6

表 9-5 2023 年秦淮区不同性别、年龄居民糖尿病测量糖化血红蛋白患病率

性别	年龄组 / 岁	合计	
		人数	糖尿病测量糖化血红蛋白患病率 /%
男性	18 ~ 34	35	1.7
	35 ~ 59	298	11.1
	≥ 60	276	22.3
	合计	609	10.2
女性	18 ~ 34	15	0.8
	35 ~ 59	142	5.6
	≥ 60	210	17.2
	合计	367	6.5
合计	18 ~ 34	50	1.3
	35 ~ 59	440	8.4
	≥ 60	486	19.8
	合计	976	8.4

（三）糖尿病患病率

2023 年，秦淮区 18 岁及以上居民糖尿病患病率为 12.9%，男性高于女性，分别为 15.4% 和 10.4%。通过权重调整后糖尿病患病率为 13.5%，男性和女性分别为 15.6% 和 11.1%。糖尿病患病率总体呈现随年龄增长而上升的趋势。60 岁及以上人群最高，为 29.9%；18 ~ 34 岁人群最低，为 2.4%（表 9-6）。

不同文化程度人群中，小学及以下者糖尿病患病率最高，为 21.2%；大专及以上者最低，为 6.9%。不同职业人群中，离退休人员糖尿病患病率最高，为 28.5%；家务人员其次，为 19.0%；在校学生最低，为 0.4%（表 9-7）。

表 9-6　2023 年秦淮区不同性别、年龄居民糖尿病患病率

性别	年龄组 / 岁	合计	
		人数	糖尿病患病率 /%
男性	18 ~ 34	65	3.2
	35 ~ 59	438	16.2
	≥ 60	415	33.5
	合计	918	15.4
女性	18 ~ 34	29	1.5
	35 ~ 59	237	9.3
	≥ 60	321	26.3
	合计	587	10.4
合计	18 ~ 34	94	2.4
	35 ~ 59	675	12.9
	≥ 60	736	29.9
	合计	1 505	12.9

表 9-7　2023 年秦淮区不同职业、文化程度居民糖尿病患病率

分类		合计	
		人数	糖尿病患病率 /%
职业	蓝领人员	393	13.2
	服务人员	255	10.5
	白领人员	249	8.3
	在校学生	4	0.4
	未就业人员	31	12.1
	家务人员	36	19.0
	离退休人员	537	28.5
文化程度	小学及以下	290	21.2
	初中 / 高中	883	16.3
	大专及以上	332	6.9

四、糖尿病知晓情况

2023 年，秦淮区 18 岁及以上居民糖尿病知晓率为 52.6%，通过权重调整后为 53.4%，男性低于女性，分别为 48.6% 和 58.9%。糖尿病知晓率均随年龄增长而上升。60 岁及以上人群最高，为 64.8%；18 ~ 34 岁人群最低，为 23.4%（表 9-8）。

表 9-8　2023 年秦淮区不同性别、年龄居民糖尿病知晓率

性别	年龄组 / 岁	合计	
		人数	糖尿病知晓率 /%
男性	18 ~ 34	14	21.5
	35 ~ 59	173	39.5
	≥ 60	259	62.4
	合计	446	48.6
女性	18 ~ 34	8	27.6
	35 ~ 59	120	50.6
	≥ 60	218	67.9
	合计	346	58.9
合计	18 ~ 34	22	23.4
	35 ~ 59	293	43.4
	≥ 60	477	64.8
	合计	792	52.6

糖尿病知晓率随文化程度升高而升高，小学及以下、初中 / 高中、大专及以上人群分别为 49.7%、52.7%、55.1%。不同职业人群中，在校学生糖尿病知晓率最高，为 75.0%；服务人员最低，为 41.2%（表 9-9）。

表 9-9　2023 年秦淮区不同职业、文化程度居民糖尿病知晓率

分类		合计	
		人数	糖尿病知晓率 /%
职业	蓝领人员	181	46.1
	服务人员	105	41.2
	白领人员	112	45.0
	在校学生	3	75.0
	未就业人员	15	48.4
	家务人员	21	58.3
	离退休人员	355	66.1
文化程度	小学及以下	144	49.7
	初中 / 高中	465	52.7
	大专及以上	183	55.1

五、糖尿病治疗情况

（一）糖尿病治疗率

2023 年秦淮区 18 岁及以上糖尿病患者治疗率为 45.1%，通过权重调整后为 45.9%，女性高于男性，分别为 50.3% 和 41.8%。糖尿病治疗率均随年龄增长而上升（表 9-10）。

不同文化程度人群中，糖尿病治疗率初中 / 高中者最高，为 45.4%；大专及以上者最低，为 44.6%。不同职业人群中，离退休人员糖尿病治疗率最高，为 57.5%；在校学生最低，为 25.0%（表 9-11）。

表 9-10　2023 年秦淮区不同性别、年龄居民糖尿病治疗率

性别	年龄组 / 岁	合计	
		人数	糖尿病治疗率 /%
男性	18 ~ 34	7	10.8
	35 ~ 59	146	33.3
	≥ 60	231	55.7
	合计	384	41.8
女性	18 ~ 34	5	17.2
	35 ~ 59	93	39.2
	≥ 60	197	61.4
	合计	295	50.3
合计	18 ~ 34	12	12.8
	35 ~ 59	239	35.4
	≥ 60	428	58.2
	合计	679	45.1

表 9-11　2023 年秦淮区不同职业、文化程度居民糖尿病治疗率

分类		合计	
		人数	糖尿病治疗率 /%
职业	蓝领人员	154	39.2
	服务人员	93	36.5
	白领人员	94	37.8
	在校学生	1	25.0
	未就业人员	13	41.9
	家务人员	15	41.7
	离退休人员	309	57.5
文化程度	小学及以下	130	44.8
	初中 / 高中	401	45.4
	大专及以上	148	44.6

（二）糖尿病知晓治疗率

2023 年秦淮区 18 岁及以上居民糖尿病知晓治疗率为 85.7%，通过权重调整后为 86.0%，男性高于女性，分别为 86.1% 和 85.3%。糖尿病知晓治疗率随年龄增长而上升。60 岁及以上人群最高，为 89.7%；18 ~ 34 岁人群最低，为 54.5%（表 9-12）。

表 9-12　2023 年秦淮区不同性别、年龄居民糖尿病知晓治疗率

性别	年龄组 / 岁	合计	
		人数	糖尿病知晓治疗率 /%
男性	18 ~ 34	7	50.0
	35 ~ 59	146	84.4
	≥ 60	231	89.2
	合计	384	86.1
女性	18 ~ 34	5	62.5
	35 ~ 59	93	77.5
	≥ 60	197	90.4
	合计	295	85.3
合计	18 ~ 34	12	54.5
	35 ~ 59	239	81.6
	≥ 60	428	89.7
	合计	679	85.7

糖尿病知晓治疗率随文化程度升高而下降，小学及以下、初中 / 高中、大专及以上人群糖尿病知晓治疗率分别为 90.3%、86.2% 和 80.9%。不同职业人群中，服务人员糖尿病知晓治疗率最高，为 88.6%；在校学生最低，为 33.3%（表 9-13）。

表 9-13　2023 年秦淮区不同职业、文化程度居民糖尿病知晓治疗率

分类		合计	
		人数	糖尿病知晓治疗率 /%
职业	蓝领人员	154	85.1
	服务人员	93	88.6
	白领人员	94	83.9
	在校学生	1	33.3
	未就业人员	13	86.7
	家务人员	15	71.4
	离退休人员	309	87.0
文化程度	小学及以下	130	90.3
	初中 / 高中	401	86.2
	大专及以上	148	80.9

六、糖尿病控制情况

（一）糖尿病空腹血糖控制率

2023 年秦淮区 18 岁及以上糖尿病空腹血糖控制率为 41.6%，通过权重调整后一致，男性低于女性，分别为 37.1% 和 48.6%。不同年龄分布中，60 岁及以上人群最高，为 45.7%；18 ～ 34 岁人群最低，为 33.0%（表 9-14）。

表 9-14　2023 年秦淮区不同性别、年龄居民糖尿病空腹血糖控制率

性别	年龄组 / 岁	合计	
		人数	糖尿病空腹血糖控制率 /%
男性	18 ～ 34	21	32.3
	35 ～ 59	151	34.5
	≥ 60	169	40.7
	合计	341	37.1

续表

性别	年龄组 / 岁	合计	
		人数	糖尿病空腹血糖控制率 /%
女性	18 ~ 34	10	34.5
	35 ~ 59	108	45.6
	≥ 60	167	52.0
	合计	285	48.6
合计	18 ~ 34	31	33.0
	35 ~ 59	259	38.4
	≥ 60	336	45.7
	合计	626	41.6

（二）糖尿病糖化血红蛋白控制率

2023 年秦淮区 18 岁及以上居民糖尿病糖化血红蛋白控制率为 58.3%，通过权重调整后为 58.6%，男性低于女性。糖化血红蛋白控制率随年龄增长而下降。18 ~ 34 岁人群最高，为 59.6%；60 岁及以上人群最低，为 57.3%（表 9-15）。

表 9-15 2023 年秦淮区不同性别、年龄居民糖尿病糖化血红蛋白控制率

性别	年龄组 / 岁	合计	
		人数	糖尿病糖化血红蛋白控制率 /%
男性	18 ~ 34	36	55.4
	35 ~ 59	251	57.3
	≥ 60	232	55.9
	合计	519	56.5
女性	18 ~ 34	20	69.0
	35 ~ 59	148	62.4
	≥ 60	190	59.2
	合计	358	61.0
合计	18 ~ 34	56	59.6
	35 ~ 59	399	59.1
	≥ 60	422	57.3
	合计	877	58.3

（三）糖尿病控制率

2023 年，秦淮区 18 岁及以上糖尿病控制率为 34.7%，通过权重调整后为 34.8%，男性低于女性，分别为 30.3% 和 41.6%。不同年龄分布中，60 岁及以上人群最高，为 37.8%；18 ~ 34 岁人群最低，为 25.5%（表 9–16）。

表 9–16　2023 年秦淮区不同性别、年龄居民糖尿病控制率

性别	年龄组 / 岁	合计	
		人数	糖尿病控制率 /%
男性	18 ~ 34	16	24.6
	35 ~ 59	127	29.0
	≥ 60	135	32.5
	合计	278	30.3
女性	18 ~ 34	8	27.6
	35 ~ 59	93	39.2
	≥ 60	143	44.5
	合计	244	41.6
合计	18 ~ 34	24	25.5
	35 ~ 59	220	32.6
	≥ 60	278	37.8
	合计	522	34.7

不同文化程度人群中，大专及以上者糖尿病控制率最高，为 36.1%；小学及以下者最低，为 34.1%。不同职业人群中，在校学生糖尿病控制率最高，为 50.0%；未就业人员最低，为 12.9%（表 9–17）。

表 9-17　2023 年秦淮区不同职业、文化程度居民糖尿病控制率

分类		合计	
		人数	糖尿病控制率 /%
职业	蓝领人员	127	32.3
	服务人员	71	27.8
	白领人员	87	34.9
	在校学生	2	50.0
	未就业人员	4	12.9
	家务人员	17	47.2
	离退休人员	214	39.9
文化程度	小学及以下	99	34.1
	初中 / 高中	303	34.3
	大专及以上	120	36.1

（四）糖尿病治疗空腹血糖控制率

2023 年秦淮区 18 岁及以上居民糖尿病治疗空腹血糖控制率为 51.3%，通过权重调整后为 51.8%，男性 47.4%，女性 56.3%。糖尿病治疗空腹血糖控制率 18 ~ 34 岁人群最高，为 75.0%；35 ~ 59 岁人群最低，为 50.2%（表 9-18）。

（五）糖尿病治疗糖化血红蛋白控制率

2023 年秦淮区 18 岁及以上居民糖尿病治疗糖化血红蛋白控制率为 56.6%，通过权重调整为 57.0%，男性低于女性，分别为 54.7% 和 59.0%。糖尿病治疗糖化血红蛋白控制率随年龄增长而下降。18 ~ 34 岁人群最高，为 58.3%；60 岁及以上人群最低，为 55.6%（表 9-19）。

表 9-18 2023 年秦淮区不同性别、年龄居民糖尿病治疗空腹血糖控制率

性别	年龄组 / 岁	合计	
		人数	糖尿病治疗空腹血糖控制率 /%
男性	18 ~ 34	6	85.7
	35 ~ 59	67	45.9
	≥ 60	109	47.2
	合计	182	47.4
女性	18 ~ 34	3	60.0
	35 ~ 59	53	57.0
	≥ 60	110	55.8
	合计	166	56.3
合计	18 ~ 34	9	75.0
	35 ~ 59	120	50.2
	≥ 60	219	51.2
	合计	348	51.3

表 9-19 2023 年秦淮区不同性别、年龄居民糖尿病治疗糖化血红蛋白控制率

性别	年龄组 / 岁	合计	
		人数	糖尿病治疗糖化血红蛋白控制率 /%
男性	18 ~ 34	5	71.4
	35 ~ 59	81	55.5
	≥ 60	124	53.7
	合计	210	54.7
女性	18 ~ 34	2	40.0
	35 ~ 59	58	62.4
	≥ 60	114	57.9
	合计	174	59.0
合计	18 ~ 34	7	58.3
	35 ~ 59	139	58.2
	≥ 60	238	55.6
	合计	384	56.6

（六）糖尿病治疗控制率

2023 年秦淮区 18 岁及以上居民糖尿病治疗控制率为 42.3%，通过权重调整后为 42.6%，男性低于女性，分别为 38.5% 和 47.1%。糖尿病治疗控制率随年龄增长而下降。18 ~ 34 岁人群最高，为 58.3%；60 岁及以上人群最低，为 41.4%（表 9-20）。

表 9-20　2023 年秦淮区不同性别、年龄居民糖尿病治疗控制率

性别	年龄组 / 岁	合计	
		人数	糖尿病治疗控制率 /%
男性	18 ~ 34	5	71.4
	35 ~ 59	58	39.7
	≥ 60	85	36.8
	合计	148	38.5
女性	18 ~ 34	2	40.0
	35 ~ 59	45	48.4
	≥ 60	92	46.7
	合计	139	47.1
合计	18 ~ 34	7	58.3
	35 ~ 59	103	43.1
	≥ 60	177	41.4
	合计	287	42.3

不同文化程度人群中，大专及以上者糖尿病治疗控制率最高，为 46.6%；初中 / 高中者最低，为 40.1%。不同职业人群中，家务人员糖尿病治疗控制率最高，为 53.3%；其次为白领人员，为 45.7%（表 9-21）。

表 9-21 2023 年秦淮区不同职业、文化程度居民糖尿病治疗控制率

分类		合计	
		人数	糖尿病治疗控制率 /%
职业	蓝领人员	65	42.2
	服务人员	37	39.8
	白领人员	43	45.7
	在校学生	0	0.0
	未就业人员	3	23.1
	家务人员	8	53.3
	离退休人员	131	42.4
文化程度	小学及以下	57	43.8
	初中 / 高中	161	40.1
	大专及以上	69	46.6

七、糖尿病管理情况

2023 年秦淮区糖尿病患者应管理人数为 24 000 人，已管理的糖尿病患者人数为 26 109 人，在基层医疗卫生机构按照规范要求提供高血压患者健康管理服务的人数为 18 253 人，高血压患者基层规范管理服务率为 69.91%。

八、本章小结

2023 年秦淮区 18 岁及以上居民空腹血糖平均水平为 5.44 mmol/L，男性高于女性，糖化血红蛋白平均水平为 5.62%。空腹血糖和糖化血红蛋白水平均呈现随年龄增长而升高的趋势，60 岁及以上人群最高，18 ~ 34 岁人群最低。

2023 年秦淮区 18 岁及以上居民自报糖尿病患病率为 7.2%，男性高于女性，呈现随年龄增长而上升的趋势，60 岁及以上人群最高，18 ~ 34 岁人群最低。

2023 年秦淮区 18 岁及以上居民糖尿病测量空腹血糖患病率为 7.9%，糖尿病测量糖化血红蛋白患病率为 8.7%，糖尿病患病率为 13.5%；男性空腹血糖糖尿病患病率、糖化血红蛋白糖尿病患病率、糖尿病患病率均高于女性。糖尿病患病率随年龄增长而上升，随文化程度升高而下降。不同职业人群中，离退休人员糖尿病患病率最高，在校学生最低。

2023 年秦淮区 18 岁及以上居民糖尿病知晓率为 53.4%，男性低于女性。糖尿病知晓率随年龄增长而上升，随文化程度升高而下降。不同职业人群中，在校学生糖尿病知晓率最高，服务人员最低。

2023 年秦淮区 18 岁及以上糖尿病患者治疗率为 45.9%，男性低于女性。糖尿病治疗率随年龄增长而上升。不同文化程度人群中，初中 / 高中者糖尿病治疗率最高，大专及以上者最低。不同职业人群中，离退休人员糖尿病治疗率最高，在校学生最低。

2023 年秦淮区 18 岁及以上居民糖尿病知晓治疗率为 86.0%，男性高于女性。糖尿病知晓治疗率随年龄增长而上升，60 岁及以上人群最高，18 ~ 34 岁人群最低。糖尿病知晓治疗率随文化程度升高而下降，小学及以下人群最高，大专及以上人群最低。不同职业人群中，服务人员最高，在校学生最低。

2023 年秦淮区 18 岁及以上糖尿病空腹血糖控制率为 41.6%，糖化血红蛋白控制率为 58.6%，糖尿病控制率为 34.8%。男性空腹血糖、糖化血红蛋白和糖尿病控制率均低于女性。不同年龄分布中，60 岁及以上人群糖尿病控制率最高，18 ~ 34 岁人群最低。不同文化程度人群中，大专及以上者最高，小学及以下者最低。不同职业人群中，在校学生糖尿病控制率最高，未就业人员最低。

2023 年秦淮区 18 岁及以上居民糖尿病治疗空腹血糖控制率为 51.8%，糖尿病治疗糖化血红蛋白控制率为 57.0%，糖尿病治疗控制率为 42.6%。糖尿病治疗糖化血红蛋白控制率和糖尿病治疗控制率均随年龄增长而下降，18 ~ 34 岁人群最高，60 岁及以上人群最低。不同文化程度人群中，大专及以上者糖尿病治疗控制率最高，初中 / 高中者最低。不同职业人群中，家务人员糖尿病治疗控制率最高，其次为白领人员。

2023 年秦淮区糖尿病患者基层规范管理服务率为 69.91%。

第十章 血脂情况

一、相关指标定义

（一）总胆固醇升高

总胆固醇（Total Cholesterol，TC）≥ 6.22 mmol/L。

（二）甘油三酯升高

甘油三酯（Triglyceride，TG）≥ 2.26 mmol/L。

（三）低密度脂蛋白胆固醇升高

低密度脂蛋白胆固醇（Low Density Lipoprotein Cholesterol，LDL-C）≥ 4.14 mmol/L。

（四）高密度脂蛋白胆固醇降低

高密度脂蛋白胆固醇（High Density Lipoprotein Cholesterol，HDL-C）< 1.04 mmol/L。

（五）血脂异常

已经被乡镇卫生院/社区卫生服务中心及以上级别医疗机构诊断为血脂异常，或者调查时血浆或血清中总胆固醇、甘油三酯、低密度脂蛋白胆固醇水平升高和/或高密度脂蛋白胆固醇水平降低。

（六）血脂异常知晓率

已明确被乡镇卫生院/社区卫生服务中心及以上级别医疗机构诊断的血脂异常者占全部血脂异常患者的比例。

（七）血脂异常治疗率

血脂异常患者中，已采取控制和治疗措施（包括生活方式干预和药物治疗）者所占的比例。

（八）血脂异常知晓治疗率

血脂异常患者中，知道自己血脂异常（经乡镇卫生院/社区卫生服务中心及以上级别医疗机构医生诊断）并且已采取控制和治疗措施者（包括生活方式干预和/或药物治疗）所占的比例。

（九）血脂异常控制率

血脂异常患者中，调查时血脂指标正常者占全部血脂异常患者的比例。

（十）血脂异常治疗控制率

已采取控制和治疗措施（包括生活方式干预和/或药物治疗）的血脂异常患者中，在调查时同时满足血浆或血清中总胆固醇＜6.22 mmol/L、甘油三酯＜2.26 mmol/L、低密度脂蛋白胆固醇＜4.14 mmol/L 和高密度脂蛋白胆固醇≥1.04 mmol/L 者所占的比例。

二、血脂测量水平

（一）总胆固醇水平

2023 年秦淮区 18 岁及以上居民总胆固醇平均水平为 4.63 mmol/L，男性低于女性，分别为 4.53 mmol/L 和 4.73 mmol/L。不同年龄分布中，35 ~ 59 岁人群最高，为 4.80 mmol/L；18 ~ 34 岁人群最低，为 4.37 mmol/L（表 10-1）。

表 10-1　2023 年秦淮区不同性别、年龄居民总胆固醇平均水平

性别	年龄组/岁	总胆固醇/（mmol/L）
男性	18 ~ 34	4.36
	35 ~ 59	4.71
	≥ 60	4.44
	合计	4.53
女性	18 ~ 34	4.40
	35 ~ 59	4.90
	≥ 60	4.92
	合计	4.73
合计	18 ~ 34	4.37
	35 ~ 59	4.80
	≥ 60	4.68
	合计	4.63

总胆固醇平均水平随文化程度升高而下降，小学及以下人群最高，为 4.74 mmol/L；大专及以上人群最低，为 4.59 mmol/L。不同职业人群中，家务人员最高，为 4.83 mmol/L；在校学生最低，为 4.22 mmol/L（表 10-2）。

表 10-2　2023 年秦淮区不同职业、文化程度居民总胆固醇平均水平

分类		总胆固醇 /（mmol/L）
职业	蓝领人员	4.65
	服务人员	4.61
	白领人员	4.65
	在校学生	4.22
	未就业人员	4.74
	家务人员	4.83
	离退休人员	4.75
文化程度	小学及以下	4.74
	初中 / 高中	4.64
	大专及以上	4.59

（二）甘油三酯水平

2023 年秦淮区 18 岁及以上居民甘油三酯平均水平为 1.49 mmol/L，男性高于女性，分别为 1.71 mmol/L 和 1.27 mmol/L。不同年龄分布中，35 ~ 59 岁人群最高，为 1.64 mmol/L；18 ~ 34 岁人群最低，为 1.30 mmol/L（表 10-3）。

表 10-3　2023 年秦淮区不同性别、年龄居民甘油三酯平均水平

性别	年龄组 / 岁	甘油三酯 /（mmol/L）
男性	18 ~ 34	1.54
	35 ~ 59	1.93
	≥ 60	1.49
	合计	1.71

续表

性别	年龄组 / 岁	甘油三酯 /（mmol/L）
女性	18 ~ 34	1.03
	35 ~ 59	1.34
	≥ 60	1.50
	合计	1.27
合计	18 ~ 34	1.30
	35 ~ 59	1.64
	≥ 60	1.49
	合计	1.49

不同文化程度人群中，初中 / 高中者甘油三酯平均水平最高，为 1.55 mmol/L；大专及以上者最低，为 1.44 mmol/L。不同职业人群中，未就业人员甘油三酯平均水平最高，为 1.68 mmol/L；在校学生最低，为 1.03 mmol/L（表 10-4）。

表 10-4　2023 年秦淮区不同职业、文化程度居民甘油三酯平均水平

分类		甘油三酯 /（mmol/L）
职业	蓝领人员	1.53
	服务人员	1.53
	白领人员	1.54
	在校学生	1.03
	未就业人员	1.68
	家务人员	1.48
	离退休人员	1.51
文化程度	小学及以下	1.47
	初中 / 高中	1.55
	大专及以上	1.44

（三）低密度脂蛋白胆固醇水平

2023 年秦淮区 18 岁及以上居民低密度脂蛋白胆固醇平均水平为 2.53 mmol/L，男性 2.49 mmol/L，女性 2.57 mmol/L。不同年龄分布中，35 ~ 59 岁人群最高，为 2.67 mmol/L；18 ~ 34 岁人群最低，为 2.29 mmol/L（表 10–5）。

表 10–5　2023 年秦淮区不同性别、年龄居民低密度脂蛋白胆固醇平均水平

性别	年龄组 / 岁	低密度脂蛋白胆固醇 /（mmol/L）
男性	18 ~ 34	2.32
	35 ~ 59	2.65
	≥ 60	2.44
	合计	2.49
女性	18 ~ 34	2.26
	35 ~ 59	2.70
	≥ 60	2.80
	合计	2.57
合计	18 ~ 34	2.29
	35 ~ 59	2.67
	≥ 60	2.62
	合计	2.53

低密度脂蛋白胆固醇水平随文化程度升高而下降。小学及以下人群最高，为 2.65 mmol/L；大专及以上人群最低，为 2.48 mmol/L。不同职业人群中，家务人员最高，为 2.71 mmol/L；在校学生最低，为 2.11 mmol/L（表 10–6）。

（四）高密度脂蛋白胆固醇水平

2023 年秦淮区 18 岁及以上居民高密度脂蛋白胆固醇平均水平为 1.37 mmol/L，男性低于女性，分别为 1.28 mmol/L 和 1.47 mmol/L。高密度脂蛋白胆固醇平均水平 35 ~ 59 岁人群和 60 岁及以上人群较高，均为 1.38 mmol/L；18 ~ 34 岁人群最低，为 1.36 mmol/L（表 10–7）。

表 10-6　2023 年秦淮区不同职业、文化程度居民低密度脂蛋白胆固醇平均水平

分类		低密度脂蛋白胆固醇 /（mmol/L）
职业	蓝领人员	2.55
	服务人员	2.50
	白领人员	2.55
	在校学生	2.11
	未就业人员	2.60
	家务人员	2.71
	离退休人员	2.68
文化程度	小学及以下	2.65
	初中 / 高中	2.55
	大专及以上	2.48

表 10-7　2023 年秦淮区不同性别、年龄居民高密度脂蛋白胆固醇平均水平

性别	年龄组 / 岁	高密度脂蛋白胆固醇 /（mmol/L）
男性	18 ~ 34	1.25
	35 ~ 59	1.30
	≥ 60	1.30
	合计	1.28
女性	18 ~ 34	1.48
	35 ~ 59	1.46
	≥ 60	1.46
	合计	1.47
合计	18 ~ 34	1.36
	35 ~ 59	1.38
	≥ 60	1.38
	合计	1.37

高密度脂蛋白胆固醇平均水平小学及以下人群最高，为 1.39 mmol/L；初中 / 高中人群和大专及以上人群较低，均为 1.37 mmol/L。不同职业人群中，未就业人员的高密度脂蛋白胆固醇最高，为 1.41 mmol/L；服务人员最低，为 1.36 mmol/L（表 10-8）。

表 10-8 2023 年秦淮区不同职业、文化程度居民高密度脂蛋白胆固醇平均水平

分类		高密度脂蛋白胆固醇 /（mmol/L）
职业	蓝领人员	1.37
	服务人员	1.36
	白领人员	1.37
	在校学生	1.38
	未就业人员	1.41
	家务人员	1.40
	离退休人员	1.39
文化程度	小学及以下	1.39
	初中 / 高中	1.37
	大专及以上	1.37

三、血脂异常情况

（一）血脂异常率

2023 年秦淮区 18 岁及以上居民血脂异常率为 28.4%，男性和女性分别为 33.8% 和 22.7%。通过权重调整后血脂异常率为 29.3%，男性和女性分别为 34.9% 和 23.0%。血脂异常率随年龄增长而升高。60 岁及以上人群最高，为 38.3%；18 ~ 34 岁人群最低，为 19.5%（表 10-9）。

在不同的文化程度人群中，初中 / 高中者最高，为 31.4%；大专及以上者最低，为 25.5%。不同职业人群中，离退休人员最高，为 39.2%；在校学生最低，为 11.2%（表 10-10）。

表 10-9　2023 年秦淮区不同性别、年龄居民血脂异常率

性别	年龄组 / 岁	合计	
		人数	血脂异常率 /%
男性	18 ～ 34	576	28.2
	35 ～ 59	1 001	37.1
	≥ 60	441	35.6
	合计	2 018	33.8
女性	18 ～ 34	194	10.2
	35 ～ 59	591	23.3
	≥ 60	500	41.0
	合计	1 285	22.7
合计	18 ～ 34	770	19.5
	35 ～ 59	1 592	30.4
	≥ 60	941	38.3
	合计	3 303	28.4

表 10-10　2023 年秦淮区不同职业、文化程度居民血脂异常率

分类		合计	
		人数	血脂异常率 /%
职业	蓝领人员	812	27.2
	服务人员	665	27.3
	白领人员	854	28.5
	在校学生	101	11.2
	未就业人员	80	31.1
	家务人员	53	28.0
	离退休人员	738	39.2
文化程度	小学及以下	363	26.5
	初中 / 高中	1 707	31.4
	大专及以上	1 233	25.5

（二）血脂异常知晓率

2023 年秦淮区 18 岁及以上居民血脂异常知晓率为 32.4%，通过权重调整后血脂异常知晓率为 32.3%，男性低于女性。血脂异常知晓率随年龄增长而上升，60 岁及以上人群最高，为 56.5%；18 ～ 34 岁人群最低，为 10.5%（表 10-11）。

表 10-11　2023 年秦淮区不同性别、年龄居民血脂异常知晓率

性别	年龄组 / 岁	合计	
		人数	血脂异常知晓率 /%
男性	18 ～ 34	46	8.0
	35 ～ 59	248	24.8
	≥ 60	227	51.5
	合计	521	25.8
女性	18 ～ 34	35	18.0
	35 ～ 59	208	35.2
	≥ 60	305	61.0
	合计	548	42.6
合计	18 ～ 34	81	10.5
	35 ～ 59	456	28.6
	≥ 60	532	56.5
	合计	1 069	32.4

不同文化程度人群中，初中 / 高中者血脂异常知晓率最高，为 34.7%；大专及以上者最低，为 29.1%。不同职业人群中，离退休人员血脂异常知晓率最高，为 57.7%；在校学生最低，为 5.9%（表 10-12）。

（三）血脂异常治疗率

2023 年秦淮区 18 岁及以上居民血脂异常治疗率为 23.3%，通过权重调整后一致，男性低于女性，分别为 18.4% 和 30.8%。血脂异常治疗率随年龄增长而上升，60 岁及以上人群最高，为 43.6%；18 ～ 34 岁人群最低，为 6.2%（表 10-13）。

表 10-12　2023 年秦淮区不同职业、文化程度居民血脂异常知晓率

分类		合计	
		人数	血脂异常知晓率 /%
职业	蓝领人员	210	25.9
	服务人员	122	18.3
	白领人员	256	30.0
	在校学生	6	5.9
	未就业人员	20	25.0
	家务人员	29	54.7
	离退休人员	426	57.7
文化程度	小学及以下	118	32.5
	初中 / 高中	592	34.7
	大专及以上	359	29.1

表 10-13 2023 年秦淮区不同性别、年龄居民血脂异常治疗率

性别	年龄组 / 岁	合计	
		人数	血脂异常治疗率 /%
男性	18 ~ 34	29	5.0
	35 ~ 59	166	16.6
	≥ 60	177	40.1
	合计	372	18.4
女性	18 ~ 34	19	9.8
	35 ~ 59	144	24.4
	≥ 60	233	46.6
	合计	396	30.8
合计	18 ~ 34	48	6.2
	35 ~ 59	310	19.5
	≥ 60	410	43.6
	合计	768	23.3

不同文化程度人群中，初中 / 高中者血脂异常治疗率最高，为 25.3%；大专及以上者最低，为 20.0%。不同职业人群中，离退休人员血脂异常治疗率最高，为 45.8%；在校学生最低，为 1.0%（表 10-14）。

表 10-14 2023 年秦淮区不同职业、文化程度居民血脂异常治疗率

分类		合计	
		人数	血脂异常治疗率 /%
职业	蓝领人员	136	16.7
	服务人员	84	12.6
	白领人员	176	20.6
	在校学生	1	1.0
	未就业人员	10	12.5
	家务人员	23	43.4
	离退休人员	338	45.8
文化程度	小学及以下	90	24.8
	初中 / 高中	432	25.3
	大专及以上	246	20.0

（四）血脂异常知晓治疗率

2023 年秦淮区 18 岁及以上居民血脂异常知晓治疗率为 71.8%，通过权重调整后为 72.3%，男性略低于女性。血脂异常知晓治疗率随年龄增长而上升。60 岁及以上人群最高，为 77.1%；18 ~ 34 岁人群最低，为 59.3%（表 10-15）。

不同文化程度人群中，小学及以下者血脂异常知晓治疗率最高，为 76.3%；大专及以上者最低，为 68.5%。不同职业人群中，离退休人员和家务人员血脂异常知晓治疗率最高，为 79.3%；在校学生最低，为 16.7%（表 10-16）。

表 10-15　2023 年秦淮区不同性别、年龄居民血脂异常知晓治疗率

性别	年龄组 / 岁	合计	
		人数	血脂异常知晓治疗率 /%
男性	18 ~ 34	29	63.0
	35 ~ 59	166	66.9
	≥ 60	177	78.0
	合计	372	71.4
女性	18 ~ 34	19	54.3
	35 ~ 59	144	69.2
	≥ 60	233	76.4
	合计	396	72.3
合计	18 ~ 34	48	59.3
	35 ~ 59	310	68.0
	≥ 60	410	77.1
	合计	768	71.8

表 10-16　2023 年秦淮区不同职业、文化程度居民血脂异常知晓治疗率

分类		合计	
		人数	血脂异常知晓治疗率 /%
职业	蓝领人员	136	64.8
	服务人员	84	68.9
	白领人员	176	68.8
	在校学生	1	16.7
	未就业人员	10	50.0
	家务人员	23	79.3
	离退休人员	338	79.3
文化程度	小学及以下	90	76.3
	初中 / 高中	432	73.0
	大专及以上	246	68.5

（五）血脂异常控制率

2023 年秦淮区 18 岁及以上居民血脂异常控制率为 20.0%，通过权重调整后为 19.9%，男性低于女性。血脂异常控制率随年龄增长而升高。60 岁及以上人群最高，为 38.0%；18 ~ 34 岁人群最低，为 6.6%（表 10-17）。

表 10-17　2023 年秦淮区不同性别、年龄居民血脂异常控制率

性别	年龄组 / 岁	合计	
		人数	血脂异常控制率 /%
男性	18 ~ 34	22	3.8
	35 ~ 59	124	12.4
	≥ 60	147	33.3
	合计	293	14.5
女性	18 ~ 34	29	14.9
	35 ~ 59	126	21.3
	≥ 60	211	42.2
	合计	366	28.5
合计	18 ~ 34	51	6.6
	35 ~ 59	250	15.7
	≥ 60	358	38.0
	合计	659	20.0

血脂异常控制率随文化程度升高而下降。小学及以下人群最高，为 22.0%；大专及以上人群最低，为 17.2%。不同职业人群中，离退休人员血脂异常控制率最高，为 39.7%；在校学生最低，为 5.0%（表 10-18）。

表 10-18　2023 年秦淮区不同职业、文化程度居民血脂异常控制率

分类		合计	
		人数	血脂异常控制率 /%
职业	蓝领人员	113	13.9
	服务人员	76	11.4
	白领人员	147	17.2
	在校学生	5	5.0
	未就业人员	12	15.0
	家务人员	13	24.5
	离退休人员	293	39.7
文化程度	小学及以下	80	22.0
	初中 / 高中	367	21.5
	大专及以上	212	17.2

（六）血脂异常治疗控制率

2023 年秦淮区 18 岁及以上居民血脂异常治疗控制率为 63.9%，通过权重调整后为 63.8%，男性低于女性。60 岁及以上人群血脂异常治疗控制率最高，为 69.5%；35 ~ 59 岁人群最低，为 56.1%（表 10-19）。

不同文化程度人群中，小学及以下者血脂异常治疗控制率最高，为 70.0%；大专及以上者最低，为 59.3%。不同职业人群中，在校学生血脂异常治疗控制率最高，为 100.0%；家务人员最低，为 39.1%（表 10-20）。

表 10-19　2023 年秦淮区不同性别、年龄居民血脂异常治疗控制率

性别	年龄组 / 岁	合计	
		人数	血脂异常治疗控制率 /%
男性	18 ~ 34	15	51.7
	35 ~ 59	82	49.4
	≥ 60	121	68.4
	合计	218	58.6
女性	18 ~ 34	17	89.5
	35 ~ 59	92	63.9
	≥ 60	164	70.4
	合计	273	68.9
合计	18 ~ 34	32	66.7
	35 ~ 59	174	56.1
	≥ 60	285	69.5
	合计	491	63.9

表 10-20　2023 年秦淮区不同职业、文化程度居民血脂异常治疗控制率

分类		合计	
		人数	血脂异常治疗控制率 /%
职业	蓝领人员	79	58.1
	服务人员	54	64.3
	白领人员	104	59.1
	在校学生	1	100.0
	未就业人员	7	70.0
	家务人员	9	39.1
	离退休人员	237	70.1
文化程度	小学及以下	63	70.0
	初中 / 高中	282	65.3
	大专及以上	146	59.3

四、本章小结

2023 年秦淮区 18 岁及以上居民总胆固醇、甘油三酯、低密度脂蛋白胆固醇和高密度脂蛋白胆固醇水平分别为 4.63 mmol/L、1.49 mmol/L、2.53 mmol/L、1.37 mmol/L。血脂异常率为 29.3%，男性高于女性。血脂异常率随年龄增长而升高，60 岁及以上人群最高，18 ~ 34 岁人群最低。不同文化程度人群中，初中 / 高中者最高，大专及以上者最低。不同职业人群中，离退休人员血脂异常率最高，在校学生最低。

2023 年秦淮区 18 岁及以上居民血脂异常知晓率为 32.3%，男性低于女性。血脂异常知晓率随年龄增长而上升，60 岁及以上人群最高，18 ~ 34 岁人群最低。不同文化程度人群中，初中 / 高中者血脂异常知晓率最高，大专及以上者最低。不同职业人群中，离退休人员最高，在校学生最低。

2023 年秦淮区 18 岁及以上居民血脂异常治疗率为 23.3%，男性低于女性。血脂异常治疗率随年龄增长而上升，60 岁及以上人群最高，18 ~ 34 岁人群最低。不同文化程度人群中，初中 / 高中人群血脂异常治疗率最高，大专及以上人群最低。不同职业人群中，离退休人员最高，在校学生最低。

2023 年秦淮区 18 岁及以上居民血脂异常知晓治疗率为 72.3%。血脂异常知晓治疗率随年龄增长而上升，60 岁及以上人群最高，18 ~ 34 岁人群最低。不同文化程度人群中，小学及以下者血脂异常治疗率最高，大专及以上者最低。不同职业人群中，离退休人员和家务人员血脂异常知晓治疗率最高，在校学生最低。

2023 年秦淮区 18 岁及以上居民血脂异常控制率为 19.9%，男性低于女性。血脂异常控制率随年龄增长而升高，60 岁及以上人群最高，18 ~ 34 岁人群最低。血脂异常控制率随文化程度升高而下降，小学及以下者最高，大专及以上者最低。不同职业人群中，离退休人员血脂异常控制率最高，在校学生最低。

2023 年秦淮区 18 岁及以上居民血脂异常治疗控制率为 63.8%，男性低于女性。不同年龄组人群中，60 岁及以上人群最高，35 ~ 59 岁人群最低。不同文化程度人群中，小学及以下者血脂异常治疗控制率最高，大专及以上者最低。不同职业人群中，在校学生最高，家务人员最低。

第十一章 代谢综合征

一、相关指标定义

代谢综合征

我国关于代谢综合征的诊断标准如下：

（1）腹型肥胖（即中心型肥胖）：腰围，男性≥ 90 cm，女性≥ 85 cm。

（2）高血糖：空腹血糖≥ 6.1 mmol/L 或糖负荷后 2 小时血糖≥ 7.8 mmol/L 和（或）已确诊为糖尿病患者并治疗者。

（3）高血压：血压≥ 130/85 mmHg 及（或）已确认为高血压并治疗者。

（4）空腹 TG ≥ 1.70 mmol/L。

（5）空腹 HDL-C<1.04 mmol/L。

以上具备三项或更多项即可诊断。

中心型肥胖的腰围切点采用 2013 年国家卫生和计划生育委员会《中华人民共和国卫生行业标准——成人体重判定》（标准号 WS/T 428—2013）制定的标准。

二、代谢综合征患病率

2023 年秦淮区 18 岁及以上居民代谢综合征患病率为 21.8%，通过权重调整后为 22.5%，男性高于女性。代谢综合征患病率随年龄增长而上升。60 岁及以上人群最高，为 35.2%；18 ~ 34 岁人群最低，为 10.4%（表 11-1）。

表 11-1　2023 年秦淮区不同性别、年龄居民代谢综合征患病率

性别	年龄组 / 岁	合计	
		人数	患病率 /%
男性	18 ~ 34	351	17.2
	35 ~ 59	941	34.9
	≥ 60	486	39.2
	合计	1 778	29.7
女性	18 ~ 34	58	3.0
	35 ~ 59	320	12.6
	≥ 60	380	31.1
	合计	758	13.4
合计	18 ~ 34	409	10.4
	35 ~ 59	1 261	24.1
	≥ 60	866	35.2
	合计	2 536	21.8

代谢综合征患病率随文化程度上升而下降。小学及以下人群最高，为 29.5%；大专及以上人群最低，为 15.3%。不同职业人群中，离退休人员代谢综合征患病率最高，为 32.1%；在校学生最低，为 3.7%（表 11-2）。

表 11-2　2023 年秦淮区不同职业、文化程度居民代谢综合征患病率

分类		合计	
		人数	患病率 /%
职业	蓝领人员	719	24.1
	服务人员	520	21.4
	白领人员	544	18.2
	在校学生	33	3.7
	未就业人员	68	26.5
	家务人员	48	25.4
	离退休人员	604	32.1
文化程度	小学及以下	404	29.5
	初中 / 高中	1392	25.6
	大专及以上	740	15.3

三、本章小结

2023 年秦淮区 18 岁及以上居民代谢综合征患病率为 22.5%，男性高于女性。代谢综合征患病率随年龄增长而上升，60 岁及以上人群最高，18 ~ 34 岁人群最低。代谢综合征患病率随文化程度上升而下降，小学及以下人群最高，大专及以上人群最低。不同职业人群中，离退休人员代谢综合征患病率最高，在校学生最低。

第十二章　高尿酸血症

一、相关指标定义

（一）高尿酸血症

在正常嘌呤饮食状态下，非同日两次空腹血尿酸水平超过 420 μmol/L。

（二）高尿酸血症患病率

此次调查中高尿酸血症患者占有效分析人数的比例。

二、血尿酸水平

2023 年秦淮区 18 岁及以上居民血尿酸平均水平为 309.5 μmol/L，男性高于女性，分别为 351.5 μmol/L 和 265.2 μmol/L。不同年龄分布中，18 ~ 34 岁人群最高，为 324.2 μmol/L；其次为 60 岁及以上人群，为 308.2 μmol/L；35 ~ 59 岁人群最低，为 299.1 μmol/L（表 12-1）。

血尿酸平均水平随文化程度升高而升高。小学及以下人群最低，为 289.4 μmol/L；大专及以上人群最高，为 314.7 μmol/L。不同职业人群中，在校学生最高，为 336.4 μmol/L；家务人员最低，为 277.3 μmol/L（表 12-2）。

表 12-1　2023 年秦淮区不同性别、年龄居民血尿酸平均水平

性别	年龄组 / 岁	血尿酸 /（μmol/L）
男性	18 ~ 34	376.4
	35 ~ 59	339.8
	≥ 60	336.0
	合计	351.5
女性	18 ~ 34	268.3
	35 ~ 59	255.8
	≥ 60	280.1
	合计	265.2
合计	18 ~ 34	324.2
	35 ~ 59	299.1
	≥ 60	308.2
	合计	309.5

表 12-2　2023 年秦淮区不同职业、文化程度居民血尿酸平均水平

分类		总胆固醇 /（mmol/L）
职业	蓝领人员	310.1
	服务人员	307.4
	白领人员	311.0
	在校学生	336.4
	未就业人员	304.2
	家务人员	277.3
	离退休人员	300.1
文化程度	小学及以下	289.4
	初中 / 高中	310.0
	大专及以上	314.7

三、高尿酸血症患病率

2023 年秦淮区 18 岁及以上居民高尿酸血症患病率为 11.2%。通过权重调整后高尿酸血症患病率为 11.5%，男性高于女性，分别为 19.2% 和 2.9%。18 ~ 34 岁人群高尿酸血症患病率最高，为 15.8%；35 ~ 59 岁人群最低，为 8.5%（表 12-3）。

高尿酸血症患病率随文化程度升高而升高。大专及以上人群最高，为 13.1%；小学及以下人群最低，为 7.1%。不同职业人群中，在校学生最高，为 18.2%；家务人员最低，为 5.8%（表 12-4）。

表 12-3　2023 年秦淮区不同性别、年龄居民高尿酸血症患病率

性别	年龄组 / 岁	合计	
		人数	高尿酸血症患病率 /%
男性	18 ~ 34	579	28.4
	35 ~ 59	397	14.7
	≥ 60	183	14.8
	合计	1 159	19.4
女性	18 ~ 34	45	2.4
	35 ~ 59	49	1.9
	≥ 60	51	4.2
	合计	145	2.6
合计	18 ~ 34	624	15.8
	35 ~ 59	446	8.5
	≥ 60	234	9.5
	合计	1 304	11.2

表 12-4 2023 年秦淮区不同职业、文化程度居民高尿酸血症患病率

分类		合计	
		人数	高尿酸血症患病率 /%
职业	蓝领人员	329	11.0
	服务人员	263	10.8
	白领人员	355	11.9
	在校学生	164	18.2
	未就业人员	32	12.5
	家务人员	11	5.8
	离退休人员	150	8.0
文化程度	小学及以下	97	7.1
	初中 / 高中	572	10.5
	大专及以上	635	13.1

四、本章小结

2023 年秦淮区 18 岁及以上居民总血尿酸平均水平为 309.5 μmol/L，男性明显高于女性。不同年龄分布中，18 ~ 34 岁人群最高，35 ~ 59 岁人群最低。血尿酸平均水平随文化程度升高而升高。不同职业人群中，在校学生最高，家务人员最低。

2023 年秦淮区 18 岁及以上居民高尿酸血症患病率为 11.5%，男性高于女性。18 ~ 34 岁人群高尿酸血症患病率最高，35 ~ 59 岁人群最低。高尿酸血症患病率随文化程度升高而升高。不同职业人群中，在校学生最高，家务人员最低。

第十三章　慢性病防控核心知识

一、相关指标定义

（一）慢性病防控核心知识知晓情况

慢性病防控核心知识调查题目共 20 题，每题答对得 5 分，答错不得分，满分为 100 分，答对 12 题及以上者即为知晓慢性病防控核心知识。

（二）慢性病防控核心知识知晓率

知晓慢性病防控核心知识人数占有效分析人数的比例。

二、慢性病防控核心知识知晓水平

2023 年秦淮区 18 岁及以上居民慢性病防控核心知识知晓平均水平为 62.8 分，男性低于女性，分别为 61.2 分和 64.6 分。不同年龄人群中，18 ~ 34 岁者最高，为 66.2 分，60 岁及以上者最低，为 60.9 分（表 13-1）。

慢性病防控核心知识知晓水平随文化程度升高而上升。小学及以下、初 / 高中、大专及以上者分别为 54.9 分、60.0 分和 68.2 分。不同职业人群中，白领人员慢性病防控核心知识知晓水平最高，为 68.3 分；蓝领人员最低，为 57.2 分（表 13-2）。

表 13-1　2023 年秦淮区不同性别、年龄居民慢性病防控核心知识知晓水平

性别	年龄组 / 岁	慢性病防控核心知识知晓水平 / 分
男性	18 ~ 34	65.2
	35 ~ 59	58.8
	≥ 60	59.8
	合计	61.2
女性	18 ~ 34	67.3
	35 ~ 59	63.7
	≥ 60	62.1
	合计	64.6
合计	18 ~ 34	66.2
	35 ~ 59	61.2
	≥ 60	60.9
	合计	62.8

表 13-2　2023 年秦淮区不同职业、文化程度居民慢性病防控核心知识知晓水平

分类		慢性病防控核心知识知晓水平 / 分
职业	蓝领人员	57.2
	服务人员	64.1
	白领人员	68.3
	在校学生	63.4
	未就业人员	60.8
	家务人员	61.5
	离退休人员	61.7
文化程度	小学及以下	54.9
	初中 / 高中	60.0
	大专及以上	68.2

三、慢性病防控核心知识知晓情况

（一）知晓情况

2023 年秦淮区 18 岁及以上居民对高血压的控制措施、慢性病带来的沉重负担、心梗紧急处置措施等核心知识内容知晓情况较好，知晓率分别为 90.0%、89.3% 和 87.1%；对成人肥胖标准、口腔健康行为、血压诊断标准等核心知识内容知晓情况较差，知晓率分别为 11.5%、38.1% 和 38.2%（表 13–3）。

表 13–3　2023 年秦淮区居民慢性病防控核心知识内容知晓率

慢性病防控核心知识	合计	
	人数	知晓率 /%
1. 心脑血管病、癌症、糖尿病和慢性呼吸系统疾病严重危害人群健康，给个人、家庭和社会带来沉重负担，对吗?	10 391	89.3
2. 下列哪些生活方式可以有效预防慢性病?	8 455	72.6
3. 吸烟可能增加下列哪些慢性病的患病风险?	6 473	55.6
4. 合理膳食的要点有哪些?	8 224	70.7
5. 目前我国健康成年人每日食盐推荐摄入量是多少克?	8 388	72.1
6. 目前我国健康成年人每日食用油推荐摄入量是多少克?	7 965	68.4
7. 下列关于口腔健康行为的说法哪些是正确的?	4 429	38.1
8. 下列哪些因素可能增加患骨质疏松的风险?	6 160	52.9
9. 以下哪个指标不能评价成年人是否肥胖?	1 335	11.5
10.18 岁及以上成年人的高血压诊断标准是多少？	4 447	38.2
11. 下列哪些人容易患高血压?	7 528	64.7
12. 为了控制高血压，下面哪个措施不正确?	10 471	90.0
13. 以下哪些人容易患糖尿病?	5 805	49.9
14. 出现下面哪些表现可能会发生脑卒中（中风）?	7 154	61.5
15. 以下哪些措施有利于糖尿病患者控制血糖水平?	7 972	68.5
16. 糖尿病患者常见并发症有哪些?	6 238	53.6
17. 在紧急处理急性心梗时，哪个措施不正确?	10 131	87.1
18. 下列哪些因素可能增加癌症发生危险？	7 464	64.1
19. 预防慢性呼吸系统疾病主要措施有哪些?	7 668	65.9
20. 预防和控制哮喘以下哪项是错误的?	9 534	81.9

（二）慢性病防控核心知识知晓率

2023 年秦淮区 18 岁及以上居民慢性病防控核心知识知晓率为 73.5%，通过权重调整后为 73.7%，女性高于男性。不同年龄分布中，18 ~ 34 岁人群较高，为 79.7%；60 岁及以上人群较低，为 70.1%（表 13-4）。

表 13-4　2023 年秦淮区不同性别、年龄居民慢性病防控核心知识知晓率

性别	年龄组 / 岁	合计	
		人数	知晓率 /%
男性	18 ~ 34	1 598	78.3
	35 ~ 59	1 804	66.9
	≥ 60	836	67.5
	小计	4 238	70.9
女性	18 ~ 34	1 547	81.2
	35 ~ 59	1 880	74.2
	≥ 60	888	72.8
	小计	4 315	76.2
合计	18 ~ 34	3 145	79.7
	35 ~ 59	3 684	70.4
	≥ 60	1 724	70.1
	小计	8 553	73.5

慢性病防控核心知识知晓率随文化程度升高而上升。小学及以下、初中 / 高中、大专及以上者分别为 60.5%、69.4% 和 81.8%。不同职业人群中，白领人员最高，为 80.9%；蓝领人员最低，为 65.1%（表 13-5）。

表 13-5　2023 年秦淮区不同职业、文化程度居民慢性病防控核心知识知晓率

分类		合计	
		人数	知晓率 /%
职业	蓝领人员	1 943	65.1
	服务人员	1 838	75.6
	白领人员	2 421	80.9
	在校学生	714	79.2
	未就业人员	176	68.5
	家务人员	131	69.3
	离退休人员	1 330	70.7
文化程度	小学及以下	829	60.5
	初中 / 高中	3 770	69.4
	大专及以上	3 954	81.8

四、本章小结

2023 年秦淮区 18 岁及以上居民慢性病防控核心知识知晓平均水平为 62.8 分，男性低于女性，并且呈现随年龄增长而下降、随文化程度升高而上升的趋势。不同职业人群中，白领人员慢性病防控核心知识知晓水平最高，蓝领人员最低。

2023 年秦淮区 18 岁及以上居民慢性病防控核心知识知晓率为 73.7%，男性低于女性，18 ~ 34 岁人群较高，60 岁及以上人群较低。慢性病防控核心知识知晓率随文化程度升高而上升，大专及以上人群最高，小学及以下人群最低。不同职业人群中，白领人员慢性病防控核心知识知晓率最高，蓝领人员最低。

第十四章　主要发现与政策建议

一、主要发现

（一）主要慢性病流行水平及防控状况

1. 高血压、糖尿病患病率高

2023 年秦淮区 18 岁及以上居民高血压患病率为 37.1%，高于 2018 年全省水平（32.3%）、2017 年全市水平（26.0%）和本区水平（24.3%）。2023 年秦淮区 18 岁及以上居民糖尿病患病率为 13.5%，低于全省水平（15.0%），但高于全市水平（9.4%）和本区水平（9.6%）。其中，全区男性高血压、糖尿病患病率分别为 43.4%、15.6%，女性分别为 30.0%、11.1%，均为男性高于女性。

2. 高血压、糖尿病知晓率和治疗率稍高于全省水平，控制率仍处于低水平状态

2023 年秦淮区 18 岁及以上居民高血压知晓率为 50.3%，低于 2018 年全省水平（53.2%）、2017 年全市水平（73.9%）和本区水平（79.2%）。2023 年秦淮区 18 岁及以上居民糖尿病知晓率为 53.4%，高于 2018 年全省水平（37.8%），但低于 2017 年全市水平（73.7%）和本区水平（67.7%）。

2023 年秦淮区 18 岁及以上居民高血压治疗率为 40.7%，低于 2018 年全省水平（45.7%）、2017 年全市水平（60.5%）和本区水平（65.7%）。2023 年秦淮区 18 岁及以上居民糖尿病治疗率为 45.9%，高于 2018 年全省水平（33.8%），但低于 2017 年全市水平（67.3%）和本区水平（61.3%）。

2023 年秦淮区 18 岁及以上居民高血压、糖尿病控制率分别为 21.6%、34.8%，高于 2018 年全省水平（19.6%、28.9%），低于 2017 年全市水平（45.1%，39.8%）。

2023 年秦淮区 18 岁及以上居民高血压治疗控制率为 41.9%，低于 2018 年全省水平（42.9%）、2017 年全市水平（61.1%）和本区水平（62.3%）。2023 年秦淮区 18 岁及以上居民糖尿病治疗控制率为 42.6%，高于 2018 年全省水平（24.0%），但低于 2017 年全市水平（52.5%）和本区水平（51.0%）。

3. 血脂异常率较高，但知晓率、治疗率和控制率较低

2023年秦淮区18岁及以上居民血脂异常率为29.3%，低于2018年全省水平（37.9%）和2017年全市水平（29.8%），但高于2017年本区水平（22.2%），男性（34.9%）高于女性（23.0%）。

2023年秦淮区18岁及以上居民血脂异常知晓率为32.3%，治疗率为23.3%，血脂异常控制率为19.9%，均高于2018年全省水平（23.9%、12.3%、9.2%），均低于2017年全市水平（41.6%、28.9%、22.9%）。

4. 代谢综合征、高尿酸血症患病率较高

2023年，秦淮区首次将代谢综合征、高尿酸血症纳入慢性病危险因素监测范畴。监测结果显示：秦淮区18岁及以上居民代谢综合征患病率为22.5%，男性高于女性，分别为30.3%和13.6%；高尿酸血症患病率为11.5%，男性高于女性，分别为19.2%和2.9%。

（二）慢性病危险因素流行情况

1. 超重肥胖率、中心型肥胖率偏高

2023年秦淮区18岁及以上居民正常体重比例仅42.9%，高于2018年全省水平（42.8%），但低于2017年全市水平（52.8%），男性（33.2%）低于女性（52.1%）。

2023年秦淮区18岁及以上居民超重率为37.2%，高于2018年全省水平（35.7%）、2017年全市水平（33.4%）和本区水平（34.8%）。2023年秦淮区18岁及以上居民肥胖率17.1%，低于2018年全省水平（17.2%），但高于2017年全市水平（9.6%）和本区水平（8.7%）。

2023年秦淮区18岁及以上居民中心型肥胖率为41.4%，高于2018年全省水平（39.4%）和2017年全市水平（24.8%），男性（50.6%）高于女性（31.0%）。

2. 吸烟、饮酒行为广泛存在

2023年秦淮区18岁及以上居民现在吸烟率为19.8%，低于2018年全省水平（24.1%）和2017年全市水平（22.3%）。吸烟人群以男性为主，男性现在吸烟率（36.1%）远高于女性（1.4%）。

2023年秦淮区18岁及以上居民现在每日吸烟率为17.0%，低于2018年全省水平（21.4%）和2017年全市水平（19.0%），男性（31.1%）远高于女性（1.0%）。现在吸烟者中平均每日吸烟量为13.0支，低于2018年全省水平（13.8支），但高于2017年全市水平（10.0支）。重型吸烟者比例高达34.5%，高于2017年全市水平（22.6%）。

2023 年秦淮区 18 岁及以上居民吸烟指数为 16.8 包年。居民戒烟比例为 12.4%，低于 2018 年全省水平（17.3%）、2017 年全市水平（14.8%）和本区水平（15.8%），成功戒烟比例仅为 9.1%，低于 2018 年全省水平（11.2%），但高于 2017 年全市水平（7.4%）。吸烟者尝试戒烟比例为 32.2%，高于 2017 年全市水平（9.9%）。18 岁及以上非吸烟者中，被动吸烟率为 18.7%，低于 2017 年全市水平（24.8%）和本区水平（25.4%）。

2023 年秦淮区 18 岁及以上居民 12 个月内饮酒率为 29.3%，低于 2018 年全省水平（43.5%）和本区水平（30.1%），与 2017 年全市水平（29.3%）持平。30 天内饮酒率为 19.2%，低于 2018 年全省水平（32.3%）和 2017 年全市水平（20.5%）。饮酒者平均每日酒精摄入量为 16.0 克，低于 2018 年全省水平（21.1 克），但高于 2017 年全市水平（13.5 克）。

2023 年秦淮区 18 岁及以上居民危险饮酒率为 6.7%，低于 2018 年全省水平（7.5%），但高于 2017 年全市水平（6.0%），男性（8.1%）高于女性（2.0%），60 岁及以上人群危险饮酒率达 12.1%。

2023 年秦淮区 18 岁及以上居民有害饮酒率为 7.0%，低于 2018 年全省水平（10.4%）和 2017 年全市水平（7.4%），男性（8.4%）高于女性（1.2%），60 岁及以上人群有害饮酒率达 13.8%。

3. 谷薯 / 蔬菜水果 / 奶类食品摄入不足，含糖饮料摄入量较高，食用油 / 盐摄入过量

2023 年秦淮区 18 岁及以上居民人均每日谷薯类摄入量为 323.8 克，有 46.7% 的居民每日谷薯类摄入不足。人均每日蔬菜摄入量为 227.2 克，低于 2018 年全省水平（358.9 克）和 2017 年全市水平（292.8 克）。人均每日水果摄入量为 93.8 克，低于 2018 年全省水平（118.9 克）。每日果蔬类摄入不足比例高达 85.0%。人均每日奶类摄入量为 121.1 ml，94.2% 的居民每日奶类摄入不足。

2023 年秦淮区 18 岁及以上居民人均每日红肉摄入量为 98.3 克，低于 2018 年全省水平（91.8 克）。有 38.4% 的居民每日红肉摄入过量，高于 2018 年全省水平（36.4%）和 2017 年全市水平（22.1%）。人均每日禽肉摄入量为 58.7 克，有 66.3% 的居民畜禽肉摄入过多。

2023 年秦淮区 18 岁及以上居民人均每日含糖饮料摄入量为 40.7 ml。人均每日烹调油、盐食用量分别为 36.0 克和 9.1 克，低于 2017 年全市水平（42.6 克，10.8 克）。对照《中国居民膳食指南（2016）》每日食用油和盐推荐量，每日烹调油、盐食用量摄入超标人群比例分别为56.6%和60.0%，低于2017年全市水平（82.7%、82.5%）。

4. 身体活动缺乏

2023年秦淮区18岁及以上居民身体活动不足比例达35.5%，高于2018年全省水平（23.9%）和2017年全市水平（17.8%），男性（35.7%）高于女性（35.2%）。

2023年秦淮区18岁及以上居民从不锻炼率达到33.8%，低于2018年全省水平（70.4%）和2017年全市水平（55.2%），高于2017年本区水平（25.6%）。经常锻炼率为40.2%，高于2018年全省水平（22.3%）和2017年全市水平（36.4%），低于2017年本区水平（49.16%），男性（40.1%）低于女性（40.4%）。

2023年秦淮区18岁及以上居民平均每日静态行为时间为5.0小时，高于2018年全省水平（4.9小时）和2017年全市水平（4.9小时），男性（4.9小时）低于女性（5.1小时）。每日睡眠时间为7.2小时，低于2018年全省水平（7.5小时）、2017年全市水平（7.3小时）和本区水平（7.3小时）。

5. 居民慢性病防控核心知识知晓率偏低

2023年秦淮区18岁及以上居民慢性病防控核心知识知晓平均水平为63.0分，知晓率为73.7%，女性（71.1%）稍高于男性（76.6%）。

二、政策建议

（一）加强慢性病防控部门协作，营造健康支持环境

结合国家卫生城市、省健康区和全国医养结合示范区建设，围绕“健康秦淮”建设主轴线，加大环境保护、职业防护、食品安全、疾病防控等相关法律法规工作的执行力度。高标准打造健康细胞、营造无烟环境，推动健康环境可持续发展。提高各类公共体育设施开放程度和利用率，形成覆盖秦淮区的全民健身服务体系。推广结构多样化的健康膳食模式，引导居民选择营养健康食品。在秦淮区范围内营造政府主导、多部门合作、专业机构支持、全社会广泛参与的慢性病综合防控工作氛围。

（二）健全完善慢性病防治服务体系

加强慢性病防治机构和队伍建设，合理配置基层医疗卫生、公共卫生机构人员，逐步提高疾控系统、医疗机构慢性病管理人员比重。明确各类医疗机构慢性病防控工作职责：公共卫生机构负责疾病监测、技术指导、考核评估；医院承担慢性病信息登

记报告、危重急症病人的诊疗康复、为基层医疗卫生机构提供技术支持；基层医疗卫生机构实施健康干预、疾病管理、康复护理等基本医疗卫生服务，构建公共卫生机构、医院和基层医疗卫生机构慢性病防治责任共同体。完善医疗卫生机构慢性病管理人员绩效分配机制，优绩优酬。在秦淮区实现医防合作，上下联动、优势互补，推进慢性病防、治、管整体融合发展。

（三）加大健康教育和健康促进力度

整合社会资源，将健康教育纳入国民教育体系，以健康素养促进行动、全民健康生活方式行动、健康中国行活动为载体，加大慢性病防控知识宣传力度。依托主流媒体提高核心信息传播的权威性和广泛性，借力新媒体提高信息传播的可及性、精准性和时效性。推广应用健康干预适宜技术和支持工具，重点开展减盐减油减糖、健康口腔、健康体重、健康骨骼、烟草控制和心理干预等专项行动，全面提升秦淮区人群健康素养水平，降低人群慢性病风险。

（四）提升慢性病监测和管理工作能力

进一步完善慢性病监测机制。建立并完善政府指导、单位负责、医疗机构实施、保险机构支撑的体检制度，以推进慢性病筛查和早期发现工作，推进癌症、脑卒中、冠心病等慢性病机会性筛查工作。

逐步提高基层医疗卫生机构健康管理能力，开展超重肥胖、血压血糖升高、血脂异常等慢性病高危人群患病风险评估和高风险人群个性化干预指导工作。探索通过政府购买服务等方式，鼓励企业、慈善机构、基金会、商业保险等组织参与慢性病患者及慢性病高危人群风险评估与管理、进一步规范慢性病及高危人群健康管理。

建立慢性病发病、死亡及危险因素监测数据平台，提高慢性病及其危险因素监测信息化水平。统筹利用现有资源，逐步实现跨行业、跨部门、跨层级数据的纵向报告和横向交换。提升慢性病发病及危险因素监测工作质量和风险评估能力，为掌握秦淮区慢性病流行规律和变化趋势，评价防治效果、制定防治政策提供科学依据。

附录一　秦淮区成人慢性病防控社会因素调查总体工作方案

秦淮区慢性病综合防控示范区建设领导小组办公室

秦慢建办〔2023〕4 号

关于印发《秦淮区成人慢性病防控社会因素调查总体工作方案》的通知

各街道、区卫健委：

根据《国家慢性病综合防控示范区建设管理办法》（国工办疾控发〔2016〕44 号）要求，我区每 5 年开展一次慢性病防控社会因素调查，为国家级慢性病综合防控建设达标区复评审提供基础数据，为区政府制定慢性病防控政策提供依据，现将《秦淮区成人慢性病防控社会因素调查总体工作方案》印发给你们，请认真贯彻执行。

秦淮区慢性病综合防控示范区
建设领导小组办公室
2023 年 6 月 25 日

秦淮区成人慢性病防控社会因素调查总体工作方案

根据《国家慢性病综合防控示范区建设管理办法》（国卫办疾控发〔2016〕44号）要求，我区每5年开展一次慢性病防控社会因素调查，为国家级慢性病综合防控建设达标区复评审提供基础数据，为区政府制定慢性病防控政策提供依据，结合国家级慢性病综合防控建设达标区复评审工作，特制定本方案。

一、背景

2013年，秦淮区顺利通过国家级慢性病综合防控建设示范区验收，在此基础上稳步推进慢性病防控各项工作，取得了一定的成效。为进一步贯彻落实《"健康南京"2030规划纲要》（宁委发〔2017〕15号）和《南京市2018—2025年慢性病防治中长期规划》（宁政办发〔2018〕56号）文件精神，构建我区成年居民慢性病防控监测体系，长期、连续、系统地收集和分析全区成人主要慢性病流行状况及其影响因素暴露信息，确定重点目标人群和优先干预领域，及时发布和利用相关数据，制定和实施慢性病防控与危险因素改善策略和措施，评价防控效果，不断提高全区慢性病防控监测与信息化管理水平。

二、目标

（一）总目标

1. 掌握我区成人主要慢性病及其相关影响流行现状及变化趋势。

2. 建立相关数据共享平台与机制，加强数据分析与利用，发布权威信息，为政府制定慢性病防控提供科学依据。

3. 合理优化我区公共卫生和医疗工作资源，提升慢性病综合防控能力，建立一支业务素质高、技术能力强的慢性病监测队伍，为全区慢性病防控工作奠定基础。

（二）具体目标

1. 掌握我区成人居民高血压、糖尿病、血脂异常、慢性呼吸系统疾病、慢性肾脏疾病等主要慢性病的患病、知晓、治疗和控制现状及变化趋势。

2. 掌握我区成人居民超重和肥胖等主要营养相关疾病的患病现状及变化趋势。

3. 掌握我区成人居民慢性病相关行为和生活方式，包括烟草使用、饮酒、膳食、身体活动和口腔卫生等现状及变化趋势。

4. 掌握我区成人居民身高、体重、腰围、臀围、颈围、血压、体脂、血氧饱和度、血糖、糖化血红蛋白、血脂、同型半胱氨酸、血尿酸、血肌酐、血尿素、谷丙转氨酶、谷草转氨酶、总胆红素等指标的现状及变化趋势。

5. 掌握我区成人居民主要慢性病（心血管疾病、高血压、糖尿病、慢性阻塞性肺部疾病）高危人群现状及变化趋势。

6. 掌握我区 65 岁及以上老年人认知功能现状及变化趋势。

三、抽样设计与调查对象

（一）调查地区和调查对象

1. 调查地区：辖区所有街道。

2. 调查对象：辖区 18 岁及以上常住居民（调查前 12 个月内在调查地区累计居住 6 个月及以上的中国户籍居民）。孕妇、认知障碍、严重疾病行动不便或残障居民不纳入调查。

（二）样本量

样本量采用公式 $N = deff\frac{u^2p(1-p)}{d^2}$ 进行计算。其中，各参数的含义及取值为：置信水平取 95%（双侧），相应的 u= 1.96；概率 p 取 2017 年南京成人糖尿病患病率 9.4%；设计效率 $deff$ 值取为 3；相对误差 r = 10%，d = 10%×9.4%。

根据以上参数取值，计算得到样本量约为 1.1 万人。考虑无应答率 10%，计算得到总样本量约为 1.2 万人。

（三）抽样方法与样本量分配

采用多阶段整群随机抽样的方法选择调查对象，各阶段抽样方法如下：

第一阶段：覆盖辖区所有街道。

第二阶段抽样：在每个街道，采用人口规模排序的系统抽样，随机抽取 4 ～ 6 个居委会。

第三阶段抽样：在每个抽中的居委会内，以不少于 60 户为规模将居民户划分为若干个居民小组，并采用简单随机抽样方法抽取 1 ～ 2 个居民小组，原则上被抽中的居民小区小组至少有 60 户居民，如果居民户不足的，按照居住就近原则与邻近的居民小区小组的住户合并直至大于 60 户为止。

第四阶段抽样：在每个抽中的居民小组中，选取 60 户左右，对调查户中所有 18

岁及以上常住居民进行慢性病防控社会因素个人问卷调查、身体测量和空腹血样采集。抽样方法见附录一－表 1。最终调查对象年龄、性别比例基数与 2020 年辖区常住人口数基本相符，详见附录一－表 2。

附录一－表 1　抽样方法与样本分配

抽样阶段	样本分配	抽样方法
第一阶段抽样	覆盖辖区所有街道	—
第二阶段抽样	抽取 4~6 个居委会	按人口规模排序的系统抽样
第三阶段抽样	抽取 1~2 个居民小组（至少 60 户）	简单随机抽样
第四阶段抽样	抽取 60 个居民户左右。调查户中所有 18 岁及以上常住居民接受慢性病防控社会因素问卷调查、身体测量和空腹血样采集	简单随机抽样

附录一－表 2　2020 年全区 18 岁及以上常住居民性别、年龄构成

	18~34 岁：35~59 岁：60 岁及以上	男：女
秦淮区	3.4 : 4.5 : 2.1	1.06 : 1

备注：数据来源于 2020 年中国疾病预防控制信息系统

四、调查内容与方法

调查内容设计参考中国疾病预防控制中心《中国成人慢性病与营养监测现场调查》调查问卷，主要包括询问调查、身体测量和实验室检测三部分。18 岁及以上居民集中调查时，要求调查对象空腹 8 ～ 12 小时。参加集中调查之前，已经明确诊断为高血压的调查对象可以用少量水服用降压药；已经明确诊断为糖尿病的调查对象，按照医嘱或所用药品说明书的要求服用药物。

（一）询问调查

1. 调查内容：包括社会人口学信息、吸烟、饮酒、饮食、身体活动、体重、血压、血糖、血脂等问题及健康状况、主要慢性病患病、重点慢性病核心知识、口腔卫生、健康指数量表（EQ-5D）、生命质量量表（SF-12）、老年人认知功能等内容。问卷及填写说明见《南京市成人慢性病防控社会因素调查工作手册》第五部分。

2. 调查方法：问卷由经过统一培训的调查员以面对面询问的方式进行调查，不可由调查对象自填。

3. 注意事项：由市级项目工作组提供统一的电子调查问卷，制定统一的填写说明。问卷原则上均使用平板电脑进行电子问卷调查，非特殊情况不可使用纸质问卷调查。市级项目工作组对调查员进行统一培训、实习及考核，调查员考核合格后方能参加现场调查工作。调查员要熟悉问卷内容和填写说明，认真填写调查问卷，在完成调查后必须对自己填写的问卷做一次全面检查，检查有无缺项、漏项、错填等问题，发现问题及时纠正。市、区疾控中心质控人员按照质控方案要求核查问卷。

（二）身体测量

1. 测量内容：包括身高、体重、腰围、臀围、颈围、血压、体脂和血氧饱和度。

2. 测量方法：按照统一方法进行，所有测量员参加统一培训及考试，合格者方可参加测量工作。身体测量需在清晨空腹状态下进行，应在体检前一天通知调查对象。采用统一型号的身高体重仪、腰围尺、体脂仪、血氧饱和度仪和血压仪，按照规范要求进行测量。身高、体重、腰围、臀围和颈围测量配备 3 人，其中 1 人负责调查和数据录入，其余 2 人负责测量。血压、体脂和血氧饱和度测量需由 2 名调查员完成。

3. 测量工具：身高测量采用金属立柱式身高计，最大测量值为 2.0 m，精确度为 0.1 cm。体重测量采用电子体重秤，最大称量 150 kg，精确度为 0.1 kg。腰围、臀围和颈围测量均采用腰围尺，长度为 1.5 m、宽度为 1 cm、精确到 0.1 cm。血压测量采用欧姆龙电子血压计，精确到 1 mmHg。体脂测量采用欧姆龙电子体脂计，精确到 0.1%。血氧饱和度测量采用鱼跃电子血氧计，精确到 1%。所有测量仪器均应符合国家计量认证要求。测量方法均符合《中华人民共和国行业标准－人体健康监测人体测量方法》（WS/T424-2013）标准要求。身体测量具体要求详见《南京市成人慢性病防控社会因素调查工作手册》第二部分。

（三）实验室检测

1. 准备工作：所有实验室工作人员参加统一培训及考试，经考核合格后上岗。

2. 现场工作：分为样品采集保存和样品测定两部分。采集所有 18 岁及以上调查对象的空腹静脉血 15 ml，各调查地区需指定同一家检测机构检测血脂四项（总胆固醇、甘油三酯、高密度脂蛋白胆固醇、低密度脂蛋白胆固醇）、肾功能三项（血尿酸、血肌酐、血尿素）、肝功能三项（谷丙转氨酶、谷草转氨酶、总胆红素）、糖化血红蛋白、同型半胱氨酸。

3. 实验室结果反馈：以居委会为单位，在现场工作结束后，完成对实验室检查结果的反馈，反馈形式参照“医学体检结果通知单”（《南京市成人慢性病防控社会因素调查工作手册》第五部分中附录 1）。

4. 生物样本相关编码编制原则及使用要求：生物样本相关编码编制原则及使用要求详见《南京市成人慢性病防控社会因素调查工作手册》第四部分。

5. 注意事项：生物样本的良好保存和运输是完成此次调查任务的关键。应确保将生物样本及时运到的相应实验室进行检测，并按要求将生物样本运送到市疾控中心进行部分样品的复检和长期保存。

实验室检测具体要求详见《南京市成人慢性病防控社会因素调查工作手册》第三部分。

五、工作流程

现场调查开始前，各社区卫生服务中心要做好充分的准备工作，采取多种形式开展调查的宣传动员工作，取得当地居委会的支持和被调查户的配合，做好现场调查的场所、物资等方面的准备工作。

（一）预约调查时间

1. 第一步：调查员通过电话、面对面随访、入户等形式，首先向调查对象讲明此次调查的内容、目的和意义，以取得调查对象的理解和积极配合。

2. 第二步：预约调查对象进行集中现场调查。详细填写个人预约联系记录。预约成功后，对参加现场调查的 18 岁及以上居民信息生成“现场调查个人登记表”（《南京市成人慢性病防控社会因素调查工作手册》第五部分中附录 2）。

（二）集中现场调查

1. 第一步：首先登记、核对调查对象是否为抽样对象。

2. 第二步：电子版《现场调查个人登记表》按序自动生成个人编码和血样编码条，实现两者间关联，现场打印纸质版《现场调查个人登记表》并发放给调查对象。

3. 第三步：采集空腹血样。

4. 第四步：确认后签署《南京市成人主要慢性病监测评估和综合干预项目个人知情同意书》。

5. 第五步：身体测量和个人问卷调查，并上传。

6. 第六步：回收现场调查个人登记表，检查各项调查内容是否已经完成，审核无误后结束现场。

（三）人员安排

区疾控中心牵头，各社区卫生服务中心成立现场调查工作队，每个队员都应具备较强的工作责任心。调查队可由 24 名成员组成，每个人的分工、职责明确（详见附录一 - 表 3）。

附录一 - 表 3　集中现场调查工作人员数量及职责

分工	建议人数	职　责
协调管理	1	现场工作的协调管理
登 记	3	指导签署知情同意书，核对身份，采集身份证信息（数据管理人员），赋予血样编码后打印发放《现场调查个人登记表》（个人编码自动生成，实现与血样编码关联）；审核并回收现场登记表
血样采集、处理、保存和检测	6	在血样采血管和分装管上粘贴血样编码条，采集空腹静脉血，在个人登记表上签字确认采血，血样离心、分装和保存，血标本检测
身体测量	4	身高、体重、腰围、臀围、颈围、体脂和血氧饱和度测量
血压测量	2	血压的测量
问卷调查	8	个人问卷调查
合 计	24	

六、数据收集与管理

（一）数据收集

数据收集工作应与现场调查工作同步进行，并由专人负责。利用市级项目工作组统一建立的信息收集与管理平台，采用电脑和平板电脑进行数据收集和上传。区疾控中心将根据实际情况，定期检查各社区卫生服务中心上报的数据质量，发现问题及时反馈。及时备份采集数据，防止意外丢失。

（二）数据清理与反馈

由市疾控中心负责进行数据清理，发现问题及时反馈区疾控中心，区疾控中心以调查机构为单位开展数据质控，对有问题的数据及时反馈至各调查单位，并进行复核、上报工作。

七、质量控制

本次慢性病防控社会因素调查，在调查监测过程中实行四个统一：统一方案、手册与问卷；统一培训与考核；统一设备与试剂；统一数据录入与清理。

区疾控中心在市疾控中心指导下负责制定工作方案，修订调查问卷，安排专人负责质控工作，组织调查人员培训和考核。

各调查单位按照区级工作方案制定本辖区具体实施方案和质控计划，安排专人负责质量控制工作。

八、组织实施

（一）区卫健委

负责调查工作的组织管理，协调落实调查工作经费，组建项目领导小组，下发调查工作总体方案，开展督导检查和绩效评估，及时完成工作报告。

（二）各街道民生保障部

1. 负责组织发动，按照区级工作方案制定本辖区内慢性病防控社会因素调查工作方案。抽调相应社区有责任心、工作能力强的社工构建协查队伍。

2. 安排调查现场，按要求落实调查对象参加调查工作。安排专人负责现场调查持续维护。

3. 负责硬件设施，如电脑、打印机、网络等物资准备工作。

（三）区疾控中心

牵头组建项目指导组，负责项目组织实施，包括制定工作实施方案和调查问卷、编写工作手册、培训各社区卫生服务中心技术骨干、指导现场调查、开展质量控制、建立慢性病防控社会因素调查生物样本库、统一组织部署生化指标检测、负责数据管理和建立共享数据平台、监测资料汇总及总结等工作。区疾控中心督促各社区卫生服务中心成立现场工作组，开展现场调查，生物样本采集，现场检测血糖、血脂、尿酸和肌酐，生物样本的安全储存和运送，调查数据的录入、整理与上报，及时反馈调查结果，做好现场质量控制。

（四）各社区卫生服务中心

1. 配合街道制定慢性病防控社区因素调查工作方案。

2. 负责准备调查工作所需部分物资设备。

3. 开展现场调查。负责调查数据收集、录入、上报，确保数据真实、有效；负责生物样本采集、安全储存和运送；配合开展现场调查质控工作。

4. 负责检测结果反馈：调查工作结束后，以居委会为单位完成实验室结果反馈。

九、时间进度

（一）2023 年 7 ～ 8 月，确定总体工作方案、工作手册和问卷等相关技术资料，组织专家论证，印刷工作手册；完成抽样调查。

（二）2023 年 8 ～ 9 月，召开工作部署会，开展区级培训；租用信息收集与管理平台；落实调查所需设备和实验室检测器材。

（三）2023 年 9 ～ 10 月，宣传发动，完成现场调查、样本采集送检、现场质量控制等。

（四）2023 年 10 ～ 11 月，完成生物样本检测、结果反馈等。

（五）2023 年 11 ～ 12 月，完成数据汇总、整理、分析，撰写调查报告。

十、各调查点任务量清单

（一）秦淮区 2023 年慢性病防控社会因素调查街道、社区、调查单位编号一览表（附录一 - 表 4）。

（二）秦淮区 2023 年慢性病防控社会因素调查任务分配表（附录一 - 表 5）。

附录一－表 4　秦淮区 2023 年慢性病防控社会因素调查街道、社区、调查单位编号一览表

街道		调查单位		调查村 / 居委会	
序号	名称	序号	名称（CHS）	编号	名称
01	朝天宫街道、双塘街道	01	止马营社服	1	安品街
				2	汉西门
				3	秣陵路
				4	七家湾
				5	陶李王巷
				6	止马营
		02	朝天宫社服	7	冶山道院
				8	绒庄新村
				9	评事街
				10	张府园
				11	俞家巷
				12	玉带园（原双塘）
				13	来凤街（原双塘）
				14	五福街（原双塘）
				15	太平苑（原双塘）
02	五老村街道	03	淮海路社服	1	树德里
				2	三条巷
				3	五老村
				4	淮海路
				5	新街口商业街
				6	武学园
03	洪武路街道	04	中华路社服	1	致和街
				2	马府街
				3	龙王庙

街道		调查单位		调查村 / 居委会	
序号	名称	序号	名称（CHS）	编号	名称
				4	火瓦巷
				5	王府园
				6	王府南园
				7	建康新村
				8	棉鞋营
				9	申家巷
04	大光路街道	05	大光路社服	1	蓝旗新村（蓝旗社服）
				2	光华园
				3	大光路
				4	大阳沟
				5	尚书巷
				6	象房新村
05	瑞金路街道	06	蓝旗社服	1	标营
				2	瑞金北村
				3	西华东村
				4	中山门
				5	南航
				6	明故宫苑
				7	瑞金新村
06	月牙湖街道	07	月牙湖社服	1	苜东街
				2	苜蓿园
				3	月牙湖
				4	富丽山庄
				5	富康
				6	石门坎
				7	金泰
				8	梅花山庄

街道		调查单位		调查村 / 居委会	
序号	名称	序号	名称（CHS）	编号	名称
07	光华路街道	08	石门坎社服	1	银龙花园
				2	银龙南苑
				3	海福巷
				4	四方新村
				5	庆华
				6	戎苑
				7	紫金
				8	银龙东苑
				9	银龙翠苑
				10	银龙鑫苑
				11	银龙雅苑
				12	紫杨佳园
				13	世茂花园
08	秦虹街道	09	秦虹社服	1	武定新村
				2	旭光里
				3	乔虹苑
				4	枫丹白露
				5	集虹苑
				6	怡馨花园
				7	扇骨里
				8	岗虹苑
				9	中牌楼
				10	康居里
09	夫子庙街道、双塘街道	10	夫子庙社服	1	金陵路
				2	乌衣巷
				3	东水关

街道		调查单位		调查村 / 居委会	
序号	名称	序号	名称（CHS）	编号	名称
				4	莲子营
				5	小西湖
				6	饮虹园
				7	江宁路
				8	门东
				9	实辉巷（原双塘）
				10	弓箭坊（原双塘）
10	红花街道	11	红花社服	1	龙苑新寓
				2	九龙新寓
				3	风光里
				4	阳光里
				5	春天家园
				6	龙翔雅苑
				7	景泰苑
				8	汇幸苑
				9	汇景和园
				10	红悦
11	中华门街道、双塘街道	12	中华门社服	1	开源
				2	雨花村
				3	双桥新村
				4	长干里
				5	曙光里
				6	路子铺
				7	磨盘街（原双塘）
				8	凤游寺（原双塘）
				9	胭脂巷（原双塘）
				10	高岗里（原双塘）

附录一－表5　秦淮区2023年慢性病防控社会因素调查任务分配表

序号	街道	调查单位（CHS）	常住人口/人	调查人数（年龄比3.4：4.5：2.1，性别比1.06：1）						
				18-34岁		35-59岁		60岁以上		合计
				男	女	男	女	男	女	
01	朝天宫、双塘	止马营社服	37 630	107	101	141	133	66	62	610
		朝天宫社服	55 399	157	148	207	196	97	91	896
02	五老村	淮海路社服	52 248	148	139	196	185	91	86	845
03	洪武路	中华路社服	65 611	186	175	246	232	115	108	1062
04	大光路	大光路社服	49 487	140	132	185	175	87	82	801
05	瑞金路	蓝旗社服	65 959	187	176	247	233	115	109	1067
06	月牙湖	月牙湖社服	56 141	159	150	210	198	98	93	908
07	光华路	石门坎社服	106 960	303	286	401	378	187	176	1731
08	秦虹	秦虹社服	69 787	198	186	261	247	122	115	1129
09	夫子庙、双塘	夫子庙社服	63 381	179	169	237	224	111	104	1024
10	红花	红花社服	71 868	203	192	269	254	126	119	1163
11	中华门、双塘	中华门社服	47 229	134	126	177	167	83	78	765
总计			741 700	2 101	1 980	2 777	2 622	1 298	1 223	12 001

附录二 秦淮区 2023 年慢性病防控社会因素调查个人问卷

根据《中华人民共和国统计法》第三章第十五条规定，“属于私人的单项调查资料，非经本人同意，不得外泄”。

秦淮区慢性病防控社会因素调查（2023）

个人问卷

个人编码（13 位）	□□□□□□□□□□□□□
调查对象姓名	____________
调查对象身份证号（18 位）	□□□□□□□□□□□□□□□□□□
区编码：□□□□□□	监测点编码：□□
街道 / 乡镇编码：□□	居委会 / 行政村编码：□
居民小组 / 村民小组	□
本人电话：□□□□□□□□□□□	联系人电话：□□□□□□□□□□□
调查员签名	____________
调查日期	□□□□年□□月□□日

南京市秦淮区疾病预防控制中心

二〇二三年九月

第一部分　基本信息			
A1	出生日期	□□□□年 □□月 □□日（以身份证登记的为准）	
A11	年 龄	□□岁（调查日期－出生日期）	□□
A2	性 别	1. 男 2. 女	□
A3	您的民族	1. 汉族 2. 其他民族	□
A4	您的文化程度	1. 未接受正规学校教育 2. 小学未毕业 3. 小学毕业 4. 初中毕业 5. 高中/中专/技校 6. 大专毕业 7. 本科毕业 8. 研究生及以上	□
A5	您目前的婚姻状况	1. 未婚 2. 已婚 3. 同居 4. 丧偶 5. 离婚 6. 分居	□
A6	您的职业	1. 农林牧渔水利业生产人员 2. 生产、运输设备操作人员及有关人员 3. 商业、服务业人员 4. 国家机关、党群组织、企业、事业单位负责人 5. 办事人员和有关人员 6. 专业技术人员 7. 军人 8. 其他劳动者 9. 在校学生 10. 未就业 11. 家务 12. 离退休人员	□
A71	您目前是否参加了医疗保险?	1. 是 0. 否（跳转至 A8）	□
A72	您目前医疗保险类型?	1. 城镇职工基本医疗保险 2. 公费医疗 3. 城镇居民医疗保险 4. 新型农村合作医疗 5. 城乡居民医疗保险 6. 商业医疗保险	□
A8	去年，您家常住人口数	□人	
A9	去年，您家的总收入	1. □□□，□□□元/月 或 2. □□□□，□□□元/年 8. 拒绝回答 9. 不知道具体收入额	□ □□□□□□□ 元/年
A10	去年，您家的总支出	1. □□□，□□□元/月 或 2. □□□□，□□□元/年 8. 拒绝回答 9. 不知道具体支出额	□ □□□□□□□ 元/年

第二部分　吸烟情况			
现在吸烟情况			
B1	您现在吸烟吗，每天吸、不是每天吸、还是不吸?	1. 是，每天吸 2. 是，但不是每天吸（跳转至 B3） 3. 以前吸，但现在不吸（跳转至 B31） 0. 从不吸（跳转至 B7）	□
B2	您什么时候开始每天吸烟的?	□□周岁	□□
B3	您现在平均每天（每周）吸多少支? （根据调查对象吸烟情况选择填写。注：只填写一项）	□□支 / 天（跳转至 B33） □□支 / 周（跳转至 B33）	□□ 支 / 周
B31	您过去每天吸烟吗?	1. 是，每天吸，每天吸□□支 0. 否，不是每天吸，每周吸□□支（跳转至 B5）	□
B32	您过去什么时候开始每天吸烟的?	□□周岁	□□
B5	您停止吸烟多长时间了? （仅包括调查对象完全戒烟的情况，还在偶尔吸烟的情况不包括在内。注：只填写一项）	□□年 □□月 □□周 □□日	□□
B33	扣除戒烟年数，您一共累计吸烟多少年?	□□年	□□
戒烟行为（如果 B1 选 3，跳转至 B7）			
B4	过去您是否戒过烟?（这里的戒烟指认真考虑过要戒烟并有所行动）	1. 是，过去 12 个月内 2. 是，12 个月以前 0. 否（跳转至 B7）	□
B51	下面哪些最符合您关于戒烟的想法?	1. 准备在 1 个月内戒烟 2. 考虑在 12 个月内戒烟 3. 会戒烟，但不会在 12 个月内 4. 不想戒烟　　9. 不知道 5. 医生建议　　8. 其他	□
B6	促使您戒烟的一个最主要的原因是什么?	1. 因为所患的疾病 2. 担心影响今后的健康（尚未患病） 3. 因经济负担过重　　4. 家人反对 5. 医生建议　　8. 其他	□
二手烟暴露（B71-B73 请根据与您共处时间最长的吸烟者情况填写）			
B7	通常情况下，您每周在您家里、工作的地方及室内公共场所平均每天接触二手烟至少 15 分钟的天数?	1. 每天 2. 平均每周有 4 ~ 6 天 3. 平均每周有 1 ~ 3 天 0. 没有（跳转至 C1） 9. 不知道 / 记不清（跳转至 C1）	□
B71	在有烟雾的室内环境中，您与吸烟者共同居住或工作了多少年?	□□年	□□
B72	扣除戒烟年数，该吸烟者一共吸烟多少年?	□□年	□□
B73	该吸烟者平均每天吸烟多少支?	□□支	□□

第三部分　饮酒、喝茶情况				
C1	过去 12 个月内，您喝过酒吗？	1. 喝过，在过去 30 天内 0. 没喝过（跳转至 C9）		□
C2	过去 12 个月内，您饮酒的频率如何？	1. 每天 2. 5 ~ 6 天 / 周 3. 3 ~ 4 天 / 周	4. 1 ~ 2 天 / 周 5. 1 ~ 3 天 / 月 6. 少于 1 天 / 月	□
下列酒类您通常的饮用频率，通常一次的饮酒量？				
酒类	饮用频次（单选题） 0. 不喝 1. 每月少于 1 次 2. 1 ~ 3 次 / 月 3. 1 ~ 2 次 / 周 4. 3 ~ 4 次 / 周 5. 5 ~ 6 次 / 周 6. 1 次 / 天 7. 2 次 / 天 8. 3 次及以上 / 天		通常一次的饮酒量	累计饮用该种酒类多少年？
C3	高度白酒（≥ 42 度）	□	□□ . □两	□□年
C4	低度白酒（<42 度）	□	□□ . □两	□□年
C5	啤酒（4 度）	□	□□ . □两	□□年
C6	葡萄酒（12 度）	□	□□ . □两	□□年
C7	黄酒（18 度）	□	□□ . □两	□□年
C8	米酒（18 度）	□	□□ . □两	□□年
喝茶				
C9	您喝茶吗？	1. 是的，现在（每周至少 1 次） 2. 是的，以前喝，但现在不喝（跳转至 D1） 3. 偶尔喝（每周少于 1 次）（跳转至 D1） 0. 从不喝茶（跳转至 D1）		□
C10	在过去 12 个月内，您每周平均饮茶频率？	1. 1 ~ 2 天 / 周　2. 3 ~ 5 天 / 周 3. 6 ~ 7 天 / 周		□
C11	您最常饮用的品种？	1. 绿茶　2. 红茶　3. 乌龙茶　4. 其他		□
C12	您通常喜欢喝哪种类型的茶？	1. 淡茶　2. 适度　3. 浓茶		□
C13	您通常每日茶叶量？	□□克　□□		
C14	您已规律饮茶多少年？ （规律饮茶指每周至少饮茶一次）	□□年		□□
C15	您通常饮什么温度的茶？	1. 温茶　2. 热茶　3. 烫茶		□

第四部分　饮食情况			
在过去 12 个月内，通常情况下，您是否吃过下列食物，并估计食用频率和食用量。			
食物种类		食用频次（单选题） 0. 从不吃 1. 每月少于 1 次　2. 1～3 次 / 月 3. 1～2 次 / 周　4. 3～4 次 / 周 5. 5～6 次 / 周　6. 1 次 / 天 7. 2 次 / 天　8. 3 次及以上 / 天	平均每次食用量（1 两 =50 克）
D1	粮谷薯类（大米及制品、馒头、面条等）（按生重记录）	□	□□.□两
D2	杂粮（玉米 / 荞麦 / 小米等）（按生重记录）	□	□□.□两
D3	薯类（土豆 / 山药 / 芋头 / 红薯等）（按生重记录）	□	□□.□两
D4	豆类及其制品	□	□□.□两
D5	新鲜蔬菜（按可食部生重记录）	□	□□.□两
D6	新鲜水果（按可食部生重记录）	□	□□.□两
D7	乳类及其制品（按市品重量记录）	□	□□□毫升
D8	畜肉（猪肉、羊肉、牛肉等）（按可食部生重记录）	□	□□.□两
D9	禽肉（鸡肉、鸭肉等禽肉）（按可食部生重记录）	□	□□.□两
D10	加工肉类（肉罐头（如午餐肉）、香肠、香肚）（按市品重量记录）	□	□□.□两
D11	水产品（鱼、虾等）（按可食部生重记录）	□	□□.□两
D12	蛋类（按市品重量记录）	□	□□个
D13	坚果（瓜子 / 花生 / 核桃 / 腰果 / 开心果 / 榛子等）（按可食部生重记录）	□	□□.□两
D14	含糖饮料（碳酸、茶饮料和运动功能饮料等）（按市品重量记录）	□	□□□毫升
家庭饮食状况			
D15	您家里通常一个月食用多少食盐?	□□.□斤	□□.□
D16	您家里通常一个月食用多少食用油?	□□.□斤	□□.□

第五部分　身体活动			
下列问题是目前通常一周您进行的各类身体活动（包括工作、农活、家务活动、交通性身体活动、娱乐活动和锻炼等）的情况。			
工作、农活及家务性身体活动			
E1	在您的工作、农活及家务活动中，有没有高强度活动，并且活动时间持续 10 分钟以上？ （高强度体力活动是指如搬运重物、挖掘等需要付出较大体力，或引起呼吸、心跳显著增加的活动）	1. 有 0. 没有（跳转至 E4）	□
E2	在您的工作、农活及家务活动中，通常一周内有多少天会进行上述高强度活动？	□天	□
E3	在您的工作、农活及家务活动中，通常一天内累计有多长时间进行上述高强度活动？ （每次活动时间若小于 10 分钟，则不计算在内）	□□小时□□分钟	□□□
E4	在您的工作、农活及家务活动中，有没有中等强度活动，并且活动时间持续 10 分钟以上？ （中等强度体力活动是指如锯木头、洗衣服、打扫卫生等需要付出中等体力，或引起呼吸、心跳轻度增加的活动）	1. 有 0. 没有（跳转至 E7）	□
E5	在您的工作、农活及家务活动中，通常一周内有多少天会进行上述中等强度活动？	□天	□
E6	在您的工作、农活及家务活动中，通常一天内累计有多长时间进行上述中等强度活动？ （每次活动时间若小于 10 分钟，则不计算在内）	□□小时□□分钟	□□□
交通性身体活动			
以下问题不包括上述已提及的工作、农活及家务性身体活动。			
E7	您在外出时，有没有步行或骑自行车持续至少 10 分钟的情况？	1. 有 0. 没有（跳转至 E10）	□
E8	通常一周内，您有多少天外出时步行或骑自行车持续至少 10 分钟？	□天	□
E9	通常一天内，您步行或骑自行车多长时间？（每次活动时间若小于 10 分钟，则不计算在内）	□□小时□□分钟	□□□
娱乐活动和锻炼			
以下问题不包括上述已提及的工作、农活、家务和交通性身体活动。			
E10	您是否进行持续 10 分钟及以上的引起呼吸、心跳显著增加的高强度活动？如长跑、游泳、踢足球等。	1. 有 0. 没有（跳转至 E13）	□

续表

第五部分　身体活动			
E11	通常一周内，您有多少天进行上述高强度的运动或休闲活动?	□天	□
E12	通常一天内，您累计有多长时间进行上述高强度的运动或休闲活动?（每次活动时间若小于 10 分钟，则不计算在内）	□□小时□□分钟	□□□
E13	您是否进行持续 10 分钟及以上的引起呼吸、心跳轻度增加的中等强度活动和休闲活动? 如快步走、打太极拳等。	1. 有 0. 没有（跳转至 E16）	□
E14	通常一周内，您有多少天进行上述中等强度的运动或休闲活动?	□天	□
E15	通常一天内，您累计有多长时间进行上述中等强度的运动或休闲活动?（每次活动时间若小于 10 分钟，则不计算在内）	□□小时□□分钟	□□□
总静态行为			
E16	通常一天内，您累计有多长时间坐着、靠着或躺着?（包括坐着学习、阅读、看电视、用电脑、休息等所有静态行为的时间，但不包括睡觉时间）	□□小时□□分钟	□□□
业余时间静态行为			
E17	您在业余时间内，平均每天坐着、靠着或躺着看电视的时间为多少?	□□小时□□分钟	□□□
E18	您在业余时间内，平均每天坐着、靠着或躺着使用电脑的时间为多少?	□□小时□□分钟	□□□
E19	您在业余时间内，平均每天坐着、靠着或躺着使用手机的时间为多少?	□□小时□□分钟	□□□
E20	您在业余时间内，平均每天用于坐着、靠着或躺着阅读（纸质读物）的时间为多少?	□□小时□□分钟	□□□
睡眠状况			
下面一些问题是关于您最近 1 个月的睡眠情况，请回答下列问题。			
E21	近 1 个月，晚上上床睡觉时间通常是几点钟?（24 时）	□□时□□分	
E22	近 1 个月，从上床到入睡通常需要多少分钟?	□□□分钟	□□□
E23	近 1 个月，通常早上几点起床?（24 时）	□□时□□分	
E24	近 1 个月，每夜通常实际睡眠时间几小时?（不等于卧床时间）	□□小时□□分钟	□□□
E25	近 1 个月，中午及其他时间睡眠几小时?	□□小时□□分钟	□□□

续表

第五部分　身体活动			
对下列问题请选择 1 个最合适您的答案。			
E261	入睡困难（30 分钟内不能入睡）	1. 无 2. <1 次 / 周 3. 1~2 次 / 周 4. ≥ 3 次 / 周	□
E262	夜间易醒或早醒		□
E263	夜间去厕所		□
E264	呼吸不畅		□
E265	咳嗽或鼾声高（因打鼾影响呼吸）		□
E266	感觉冷		□
E267	感觉热		□
E268	做噩梦		□
E269	疼痛不适		□
E27	近 1 个月，有没有其他影响睡眠的事情？		□
E28	近 1 个月，您认为自己的睡眠质量怎么样？	1. 很好　2. 较好 3. 较差　4. 很差	□
E29	近 1 个月，您用催眠药物的情况是怎样的？	1. 无 2. <1 次 / 周 3. 1~2 次 / 周 4. ≥ 3 次 / 周	□
E30	近 1 个月，您感到困倦吗？		□
E31	近 1 个月，您感到做事的精力不足吗？	1. 没有 2. 偶尔有 3. 有时有　4. 经常有	□

第六部分　体重、血压、血糖、血脂、家族史等信息			
体重及其控制			
F1	您过去 30 天里测量过体重吗?	1. 从未测过 2. 测过，7 天内 3. 测过，7 天前	□
F2	您的体重与 12 个月之前相比有什么变化吗?	1. 增加了 2.5 公斤或以上 2. 基本保持不变（增减在 2.5 公斤以内） 3. 下降了 2.5 公斤或以上 9. 不知道	□
F3	过去 12 个月内，您是否采取过措施控制体重?	1. 采取了措施减轻体重 2. 采取了措施保持体重 3. 采取了措施增加体重（跳转至 F5） 4. 未采取任何措施（跳转至 F5）	□
F4	您保持或减轻体重的方法有哪些?（可多选）	1. 控制饮食　2. 锻炼 3. 药物　4. 吸烟 8. 其他	□□ □□
血压及其控制			
F5	您最近一次测量血压的时间?	1. 从未测过　2. 每天测 3. 7 天内　4. 1 个月内 5. 3 个月内　6. 3 个月以前 9. 记不清	□
F6	在参加本次调查之前，您是否知道自己的血压情况?	1. 高于正常范围　2. 属于正常范围 3. 低于正常范围　9. 不知道	□
F7	您有没有被乡 / 镇卫生院或社区卫生服务中心及以上级别医疗机构医生诊断过高血压?	1. 有 0. 没有（跳转至 F11）	□
F8	您有没有采取措施来控制血压?	1. 有 0. 没有（跳转至 F11）	□
F9	您采取了什么措施来控制血压?（可多选）	1. 按医嘱服药　5. 增加运动 2. 有症状时服药　6. 血压监测 3. 控制饮食　8. 其他 4. 减少盐的摄入	□□□ □□□
F10	最近两周，您是否服用了降压药?	1. 是 2. 否	□

续表

第六部分　体重、血压、血糖、血脂、家族史等信息			
血糖及其控制			
F11	您最近一次测量血糖距离现在有多长时间?	1. 从未测过　4. 2 年内 2. 6 个月内　5. 2 年以前 3. 12 个月内　9. 记不清	□
F12	在参加本次调查之前，您是否知道自己的血糖情况?	1. 高于正常范围　3. 低于正常范围 2. 属于正常范围　9. 不知道	□
F13	您有没有被乡 / 镇卫生院或社区卫生服务中心及以上级别医疗机构医生诊断过糖尿病?	1. 有 0. 没有（跳转至 F16）	□
F14	您有没有采取措施来控制血糖?	1. 有 0. 没有（跳转至 F16）	□
F15	您采取了什么措施来控制血糖?（可多选）	1. 口服药　4. 增加运动 2. 胰岛素注射　5. 血糖监测 3. 控制饮食　8. 其他	□□□ □□□
血脂及其控制			
F16	您最近一次测量血脂距离现在有多长时间?	1. 从未测过　4. 2 年内 2. 6 个月内　5. 2 年以前 3. 12 个月内　9. 记不清	□
F17	在参加本次调查之前，您是否知道自己的血脂情况?	1. 高于正常范围　2. 属于正常范围 3. 低于正常范围　9. 不知道	□
F18	您有没有被乡 / 镇卫生院或社区卫生服务中心及以上医疗机构医生诊断过血脂异常?	1. 有 0. 没有（跳转至 F21）	□
F19	您有没有采取措施来控制血脂?	1. 有 0. 没有（跳转至 F21）	□
F20	您采取了什么措施来控制血脂?（可多选）	1. 按医嘱服药　4. 血脂监测 2. 控制饮食　8. 其他 3. 增加运动	□□□ □□
冠心病			
您是否曾被乡 / 镇卫生院或社区卫生服务中心及以上级别医疗机构医生诊断为以下疾病?			
若 F21-F23 五个问题任一个回答为“是”，则继续回答该病首次确诊的时间或首次确诊时的年龄。若 F21-23 均回答“否”，则跳至 F24			
F21	心肌梗死	1. 是，首次确诊，在□□□□年□□月或□□岁　0. 否	□
F22	心绞痛	1. 是，首次确诊，在□□□□年□□月或□□岁　0. 否	□
F23	房颤	1. 是，首次确诊，在□□□□年□□月或□□岁　0. 否	□

续表

第六部分　体重、血压、血糖、血脂、家族史等信息			
F24	您目前是否常规服用阿司匹林以预防或治疗心脏病?	1. 是　0. 否	□
F25	您目前是否常规服用他汀类降血脂药（洛伐他汀 / 辛伐他汀 / 阿托伐他汀或其他）以预防或治疗心脏病?		□
脑卒中（您是否曾被乡镇卫生院或社区卫生服务中心及以上级别医疗机构医生诊断为脑卒中？）			
F26	缺血性脑卒中（如脑血栓、脑梗死、脑栓塞等）	1. 是，首次确诊，在□□□□年□□月或□□岁　0. 否	□
F27	出血性脑卒中（如脑出血、蛛网膜下腔出血等）	1. 是，首次确诊，在□□□□年□□月或□□岁　0. 否	□
其他慢性病（您是否曾被乡镇卫生院或社区卫生服务中心及以上级别医疗机构医生诊断为以下慢性病？）			
F28	肾脏疾病（包括肾炎、糖尿病肾病、高血压肾病、多囊肾、肾结石）	1. 是　0. 否	□
F29	恶性肿瘤（包括全身恶性肿瘤和颅脑良性肿瘤）	1. 是　0. 否（若否跳转至 F30）	□
F291	您被确诊的恶性肿瘤种类是: 1. 肺癌　2. 胃癌　3. 结直肠癌　4. 肝癌　5. 乳腺癌　6. 食管癌　7. 甲状腺癌　8. 宫颈癌　9. 脑瘤　10. 胰腺癌　11. 血液系统肿瘤　12. 淋巴瘤　13. 头颈部肿瘤　14. 子宫内膜癌　15. 肾癌　16. 前列腺癌　17. 鼻咽癌　18. 其他	□	在□□□□年□□月或□□岁
F30	慢性呼吸系统疾病（包括慢支、哮喘、慢阻肺、肺气肿等）	1. 是　0. 否	□
F301	过去 12 个月内您是否存在晨起咳嗽、咳痰的症状?	1. 是，持续 3 个月以上 2. 是，持续 3 个月以下 0. 否	□
F31	骨关节疾病（如关节炎、骨折等）	1. 是　0. 否	□
F32	颈、腰部疾病（如颈椎病、腰肌劳损、椎间盘突出等）		□
F331	慢性胃部疾病（如胃炎、胃溃疡等）		□
F332	慢性肝部疾病（如肝硬化等）		□
F34	慢性泌尿系统疾病（如结石、前列腺炎、慢性肾炎等）		□
慢病高危人群			
F35	您是否知道哪些情况下容易发展成高血压、糖尿病等慢性病（抽烟、肥胖、高血脂、血压高值、高血糖等至少说出一种）?	1. 是　0. 否	□

续表

<table>
<tr><th colspan="5">第六部分　体重、血压、血糖、血脂、家族史等信息</th></tr>
<tr><td colspan="5">家族史</td></tr>
<tr><td colspan="5">您的直系亲属是否患有下列几种疾病？　0. 否　1. 是　2. 无兄弟姐妹　9 不知道 / 不清楚</td></tr>
<tr><td colspan="2">病种</td><td>祖父母 / 外祖父母</td><td>父亲 / 母亲</td><td>亲兄弟 / 姐妹</td></tr>
<tr><td>F36</td><td>高血压</td><td>□</td><td>□</td><td>□</td></tr>
<tr><td>F37</td><td>冠心病</td><td>□</td><td>□</td><td>□</td></tr>
<tr><td>F38</td><td>脑卒中</td><td>□</td><td>□</td><td>□</td></tr>
<tr><td>F39</td><td>糖尿病</td><td>□</td><td>□</td><td>□</td></tr>
<tr><td>F40</td><td>恶性肿瘤（若 F40 均选否，则跳转至 F41）</td><td>□</td><td>□</td><td>□</td></tr>
<tr><td>F401</td><td colspan="2">患肿瘤的是您的哪位亲属：
1. 祖父 2. 祖母 3. 外祖父 4. 外祖母 5. 父亲 6. 母亲 7. 兄弟 8. 姐妹
所患肿瘤类型：
1. 肺癌　2. 胃癌　3. 结直肠癌　4. 肝癌　5. 乳腺癌　6. 食管癌　7. 甲状腺癌　8. 宫颈癌　9. 脑瘤　10. 胰腺癌 11. 血液系统肿瘤　12. 淋巴瘤　13. 头颈部肿瘤　14. 子宫内膜癌　15. 肾癌　16. 前列腺癌　17. 鼻咽癌　18. 其他</td><td>关系 1 □，肿瘤类型□，□□岁确诊
关系 2 □，肿瘤类型□，□□岁确诊
关系 3 □，肿瘤类型□，□□岁确诊</td><td></td></tr>
<tr><td colspan="5">卫生服务利用（若 F7、F13、F18、F21-F23、F26-F34 均回答“否”，则跳至 F44）</td></tr>
<tr><td>F41</td><td colspan="2">过去 6 个月内，因慢性病接受门 / 急诊（包括门诊随访）服务次数</td><td>□□次</td><td>□□</td></tr>
<tr><td>F42</td><td colspan="2">过去 12 个月内，因慢性病接受住院服务次数</td><td>□□次</td><td>□□</td></tr>
<tr><td>F43</td><td colspan="2">过去 12 个月内，因慢性病接受住院天数</td><td>□□天</td><td>□□</td></tr>
<tr><td colspan="5">中国糖尿病风险评分表（20~74 岁）</td></tr>
<tr><td>Q1</td><td colspan="2">年龄分值</td><td>0 分（20-24 岁）　13 分（50-54 岁）
4 分（25-34 岁）　15 分（55-59 岁）
8 分（35-39 岁）　16 分（60-64 岁）
11 分（40-44 岁）　18 分（65-74 岁）
12 分（45-49 岁）</td><td>□分</td></tr>
<tr><td>Q2</td><td colspan="2">性别分值</td><td>0 分（女性）　2 分（男性）</td><td>□分</td></tr>
<tr><td>Q3</td><td colspan="2">糖尿病家族史</td><td>0 分（无）　6 分（有）</td><td>□分</td></tr>
</table>

续表

第六部分　体重、血压、血糖、血脂、家族史等信息			
缺血性心血管病（ICVD）10 年发病危险度评估表（35~79 岁）			
R1	年龄分值	0 分（35-39 岁） 1 分（40-44 岁） 2 分（45-49 岁） 3 分（50-54 岁） 4 分（55-59 岁） 5 分（60-64 岁） 6 分（65-69 岁） 7 分（70-74 岁） 8 分（75-79 岁）	□分
R2	吸烟分值	0 分（不吸烟） 男性 2 分，女性 1 分（吸烟或戒烟者）	□分
动脉粥样硬化性心血管疾病（ASCVD）风险预测（20~85 岁）			
S1	性别	1. 男　2. 女	
S2	年龄		
S3	现居住地区	1. 北方　0. 南方	
S4	城市化	1. 城市　0. 农村	
S5	现在吸烟情况	1. 是　0. 否	
S6	是否服用降压药	1. 是　0. 否	
S71	自报糖尿病	1. 是　0. 否	
S8	心脑血管病家族史（指父母、兄弟姐妹中有人患有心肌梗死或脑卒中）	1. 是　0. 否	
女性月经生育史（若 A2 回答“男”，则跳至 G11）			
F44	您第一次月经来潮是多大年龄?	□□岁	□□
F45	您已经停经了吗?	1. 是　0. 否（跳转至 F47）	□
F46	您停经是多大年龄?	□□岁	□□
F47	您怀过孕吗?	1. 是　0. 否（跳转至 F50）	□
F48	怀孕结局及次数		
F481	自然流产次数	□次	□
F482	人流次数	□次	□
F483	死产、死胎次数	□次	□
F484	活产次数	□次（0 跳转至 F50）	□
F49	您第一个孩子出生时，您多大年龄?	□□岁	□□
F50	您曾吃过避孕药吗?	1. 是　0. 否（跳转至 G11）	□
F51	您一共吃过多少年避孕药?	□□年	□□

第七部分　慢性病防控核心知识（二）			
G11	心脑血管病、癌症、糖尿病和慢性呼吸系统疾病严重危害人群健康，给个人、家庭和社会带来沉重负担,对吗?（单选）	1. 对 2. 不对 3. 不知道	□
G12	下列哪些生活方式可以有效预防慢性病？（可多选）	1. 不吸烟或避免二手烟 2. 不饮酒 3. 规律运动 4. 保持心理健康 5. 合理膳食	□□□ □□
G13	吸烟可能增加下列哪些慢性病的患病风险？（可多选）	1. 脑血管疾病 2. 心血管疾病 3. 哮喘、慢性阻塞性肺疾病等慢性呼吸系统疾病 4.2 型糖尿病 5. 多种癌症	□□□ □□
G14	合理膳食的要点有哪些？（可多选）	1. 食物多样 2. 谷薯类为主 3. 多吃蔬菜、水果、奶类、豆类 4. 适量吃鱼、禽、蛋、瘦肉 5. 少盐少油，控糖限酒	□□□ □□
G15	目前我国健康成年人每日食盐推荐摄入量是多少克？（单选）	1. 不高于 5 克 2.7 ~ 8 克 3.9 ~ 10 克 4. 大于 10 克 5. 不知道	□
G16	目前我国健康成年人每日食用油推荐摄入量是多少克？（单选）	1. 不高于 25 ~ 30 克 2.30 ~ 40 克 3.40 ~ 50 克 4. 大于 50 克 5. 不知道	□
G17	下列关于口腔健康行为的说法哪些是正确的？（可多选）	1. 每日刷牙 1 次 2. 每日至少刷牙 2 次（早晚各 1 次） 3. 坚持饭后漱口 4. 每年至少进行 1 次口腔检查 5. 定期洗牙	□□□ □□
G18	下列哪些因素可能增加患骨质疏松的风险？（可多选）	1. 钙摄入不足 2. 缺乏锻炼 3. 少晒太阳 4. 妇女绝经期 5. 缺乏维生素 D	□□□ □□

续表

第七部分　慢性病防控核心知识（二）			
G19	以下哪个指标不能评价成年人是否肥胖？（单选）	1. 体重 2. 腰围 3. 胸围 4. 体脂率 5.BMI= 体重（公斤）/[身高（米）× 身高（米）]，18.5 ≤ BMI ＜ 24	□
G20	18 岁及以上成年人的高血压诊断标准是多少？（单选）	1. 收缩压＜ 120mmHg 和舒张压＜ 80mmHg 2. 收缩压 120 ～ 139mmHg 和（或）舒张压 80 ～ 89mmHg 3. 收缩压＜ 140mmHg 和（或）舒张压 3. ＜ 90mmHg 4. 收缩压 >140mmHg 和（或）舒张压 >90mmHg 5. 不知道	□
G21	下列哪些人容易患高血压？（可多选）	1. 超重或肥胖人群 2. 有高血压家族史的人 3. 过量饮酒者 4. 长期高盐饮食者 5. 长期精神紧张	□□□ □□
G22	为了控制高血压，下面哪个措施不正确？（单选）	1. 保持健康生活方式 2. 定期监测血压 3. 按医嘱坚持规律服药 4. 血压降低就自行停药 5. 定期就诊	□
G23	以下哪些人容易患糖尿病？（可多选）	1.40 岁及以上人群 2. 超重或肥胖人群 3. 父母或兄弟姐妹有糖尿病的人 4. 妊娠期患糖尿病女性 5. 高血压或血脂异常者	□□□ □□
G24	出现下面哪些表现可能会发生脑卒中（中风）？（可多选）	1. 眼睛一过性发黑 2. 说话口齿不清 3. 突然一侧肢体无力或麻木 4. 头晕、走路不稳 5. 突发一侧面部麻木、口歪斜	□□□ □□

续表

第七部分　慢性病防控核心知识（二）			
G25	以下哪些措施有利于糖尿病患者控制血糖水平？（可多选）	1. 控制饮食 2. 规律运动 3. 预防超重和肥胖 4. 定期监测血糖 5. 按医嘱坚持规律服药	□□□ □□
G26	糖尿病患者常见并发症有哪些？（可多选）	1. 冠心病 2. 脑卒中 3. 糖尿病足 4. 眼底病变 5. 肾脏病变	□□□ □□
G27	在紧急处理急性心梗时，哪个措施不正确？（单选）	1. 持续性胸骨后或心前区突感疼痛憋闷，大汗、恶心、呕吐甚至濒死感，需考虑急性心梗的可能 2. 拨打急救电话并保持电话畅通，安静休息 3. 立即自驾前往最近医院 4. 拨打急救电话时咨询医生是否应服用急救药物（阿司匹林 / 硝酸甘油）	□
G28	下列哪些因素可能增加癌症发生风险？（可多选）	1. 吸烟或吸二手烟 2. 过量饮酒 3. 某些细菌或病毒感染 4. 职业有害物质暴露、环境污染 5. 不健康饮食与缺乏运动	□□□ □□
G29	预防慢性呼吸系统疾病主要措施有哪些？（可多选）	1. 不吸烟、避免二手烟 2. 减少室外、室内空气污染 3. 避免职业粉尘暴露和烹调油烟 4. 定期肺功能检查 5. 预防呼吸道感染	□□□ □□
G30	预防和控制哮喘以下哪项是错误的？（单选）	1. 哮喘是慢性气道疾病，应长期规范治疗 2. 哮喘多与过敏相关，有家族遗传倾向 3. 哮喘患者和家属应学会自救措施 4. 哮喘患者不能运动 5. 吸入激素是目前治疗哮喘首选且有效药物	□

第八部分 口腔卫生			
H1	您每天刷几次牙？	0. 不刷牙（跳转至 H4） 1. 2 次或以上 2. 1 次 3. 不足 1 次	□
H2	您每次刷牙的持续时间大概多久？	1. 小于 1 分钟 2. 1 ~ 2 分钟 3. 2 ~ 3 分钟 4. 3 分钟以上	□
H3	您现在是否使用含氟牙膏？	0. 不使用 1. 使用 9. 不知道	□
H4	您是否使用牙线、牙缝刷清洁牙齿？		□
H5	您上一次看牙是什么时候？ （看牙是指就牙齿或牙龈的任何状况前往医院或口腔诊所就医）	0. 从来没有看过牙 1. 12 个月内 2. 2 年内 3. 2 年以前 9. 记不清	□
H6	您上一次洗牙是什么时候？	0. 从来没有洗过牙 1. 12 个月内 2. 2 年内 3. 2 年以前 9. 记不清	□
H7	过去 12 个月内，您是否出现过口腔异味？	0. 没出现过 1. 出现过 9. 不记得	□
H8	过去 12 个月内，您是否出现过牙齿疼痛？		□
H9	过去 12 个月内，您是否出现过刷牙时出血？		□
H10	过去 12 个月内，您是否出现过牙齿松动或脱落？		□

第九部分　健康指数量表（EQ-5D-5L） 请选择最能恰当地描述您今天的健康状况的一个选项			
I7	行动能力	1. 我四处走动没有困难 2. 我四处走动有一点困难 3. 我四处走动有中度的困难 4. 我四处走动有严重的困难 5. 我无法四处走动	□
I8	自我照顾	1. 我自己洗澡或穿衣服没有困难 2. 我自己洗澡或穿衣服有一点困难 3. 我自己洗澡或穿衣服有中度的困难 4. 我自己洗澡或穿衣服有严重的困难 5. 我无法自己洗澡或穿衣	□
I9	日常活动（如工作、学习、家务、家庭或休闲活动）	1. 我进行日常活动没有困难 2. 我进行日常活动有一点困难 3. 我进行日常活动有中度的困难 4. 我进行日常活动有严重的困难 5. 我无法进行日常活动	□
I10	疼痛或不舒服	1. 我没有疼痛或不舒服 2. 我有一点疼痛或不舒服 3. 我有中度的疼痛或不舒服 4. 我有严重的疼痛或不舒服 5. 我有非常严重的疼痛或不舒服	□
I11	焦虑（如紧张、担心等）或抑郁（如做事缺乏兴趣、没乐趣）	1. 我没有焦虑或沮丧 2. 我有一点焦虑或沮丧 3. 我有中度的焦虑或沮丧 4. 我有严重的焦虑或沮丧 5. 我有非常严重的焦虑或沮丧	□
I12	请从 0 ~ 100 中选择最能代表您今天的健康状况好坏的分值（100 代表您想象中最好的健康状况；0 代表您想象中最差的健康状况） 您想象中最差的健康状况 0 5 10 15 20 25 30 35 40 45 50 55 60 65 70 75 80 85 90 95 100 您想象中最好的健康状况		□□□

第十部分　生命质量（SF-12）							
J1	总体来讲，您的健康状况是：　1. 非常好　2. 很好　3. 好　4. 一般　5. 差						□
J2	以下这些问题都和日常活动有关。请您想一想，您的健康状况是否限制了这些活动？如果有限制，程度如何？（单选）						
	活动类型			限制很大	有些限制	毫无限制	
J21	适度的活动（如移动一张桌子、扫地、打太极拳、做简单体操等）			1	2	3	□
J22	上几层楼梯			1	2	3	□
J3	在过去 4 个星期里，您的工作和日常活动有无因为身体健康的原因而出现以下这些问题？（单选）						
	问题	全部时间	大部分时间	部分时间	很少时间	完全没有	
J31	本来想要做的事情只能完成一部分	1	2	3	4	5	□
J32	想要干的工作或活动种类受到限制	1	2	3	4	5	□
J4	在过去 4 个星期里，您的工作和日常活动有无因为情绪的原因（如压抑或忧虑）而出现以下这些问题？（单选）						
	问题	全部时间	大部分时间	部分时间	很少时间	完全没有	
J41	本来想要做的事情只能完成一部分	1	2	3	4	5	□
J42	干事情不如平时仔细	1	2	3	4	5	□
J5	在过去 4 个星期里，您的身体疼痛影响了您的工作和家务吗？ 1. 完全没有影响　2. 有一点影响　3. 中等影响　4. 影响很大　5. 影响非常大						□
J6	以下这些问题是关于在过去 4 个星期里您自己的感觉，对每一条问题所说的事情，您的情况是什么样的？（单选）						
	问题	全部时间	大部分时间	部分时间	很少时间	完全没有	
J61	您的心理很平静	1	2	3	4	5	□
J62	您的情绪低落	1	2	3	4	5	□
J7	您做事精力充沛	1	2	3	4	5	□
J8	在过去 4 个星期里，您的健康或情绪不好在多大程度上影响了您与家人、朋友、邻居或集体的正常社会交往？ 1. 全部时间　2. 大部分时间　3. 部分时间　4. 很少时间　5. 完全没有						□

第十一部分　老年人认知功能（65 岁及以上人群）				
一、一般能力				
K1	现在是什么时候，上午，中午，下午，还是晚上?		1. 对 0. 错 9. 无法回答	□
K2	现在是几月份（阴历、阳历均可）?			□
K3	中秋节是阴历几月几日?			□
K4	现在是什么季节，是春天、夏天、秋天、还是冬天？			□
K5	这个区的名字是什么?			□
二、反应能力				
K6	我现在说三样东西的名字：桌子、苹果、衣服，请您按顺序重复这些东西的名字。	K6.1 桌子	1. 对 0. 错 9. 无法回答	□
		K6.2 苹果		□
		K6.3 衣服		□
K7	若老人的第一次回答有错，需再次向老人说上述三样东西的名称再请老人重复，直至完全正确为止（最多可重复 6 次）。请问调查者的重复次数是几次？		□（次）	□
三、注意力及计算能力				
K8	如果有 20 元钱，花了 3 元，请您回答	还剩多少元？	1. 对 0. 错 9. 无法回答	□
		再花 3 元，还剩多少元？		□
		再花 3 元，还剩多少元？		□
		再花 3 元，还剩多少元？		□
		再花 3 元，还剩多少元？		□
K9	请老人画出 B 卡上的图形。 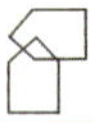			□
四、回忆				
K10	请说出我刚才要您重复的三样东西是什么?（不管顺序，只要说对名称即可）	K10.1 桌子	1. 对 0. 错 9. 无法回答	□
		K10.2 苹果		□
		K10.3 衣服		□
K11	用手指向笔，然后再指手机，分别问被访老人：“这是什么? ”	K11.1 笔		□
		K11.2 手机		□
K12	请您重复我下边的这句话：“种瓜得瓜，种豆得豆”。			□
K13	访问员递给老人一张纸，同时说：请您用右手拿这张纸，用您的双手将纸对折，放在地上（不要重复要求，不要提供任何帮助，注意动作是否正确）。	K13.1 右手拿	1. 对 0. 错 9. 无法完成	□
		K13.2 对折		□
		K13.3 放在地上		□

第十二部分　慢性阻塞性肺疾病监测（40 岁及以上人群）				
L0	您是否开展 COPD 监测	1. 是　　0. 否（跳转至 O1）		□
疾病知识知晓情况				
L1	在这次调查之前，您有没有听说过下列疾病?	L1.1 慢性支气管炎	1. 有 0. 没有	□
		L1.2 肺气肿		□
		L1.3 哮喘		□
		L1.4 慢性阻塞性肺疾病（简称慢阻肺）		□
L2	在这次调查之前，您有没有听说过肺功能检查? （调查员注意：模仿肺功能检查时的吸气呼气状态来提醒调查对象，可提醒调查对象是用力吸气呼气的检查，不是肺活量检查。）		1. 有 0. 没有	□
L3	据您所知，下列症状是否属于慢性阻塞性肺疾病的主要症状?	L3.1 慢性咳嗽（≥ 8 周）	1. 是 0. 否 9. 不知道	□
		L3.2 咳痰		□
		L3.3 气短或呼吸困难		□
L4	据您所知，下列这些因素是否使人更容易患慢阻肺?	L4.1 吸烟	1. 是 0. 否 9. 不知道	□
		L4.2 接触二手烟		□
		L4.3 接触职业性粉尘和有害气体		□
		L4.4 严重的室外空气污染		□
		L4.5 室内使用生物燃料做饭或取暖（如木头、柴草、木炭、动物粪便、农作物废料等）		□
		L4.6 儿童期（14 岁以前）严重的呼吸道感染（如反复发作的气管炎、肺炎）		□
		L4.7 有肺结核病史		□
		L4.8 哮喘		
		L4.9 慢性呼吸系统疾病家族史（如慢支、哮喘、慢阻肺、肺气肿等）		□
个人及家族史				
L5	您母亲生您时的分娩方式是哪种？	1. 阴道分娩　2. 剖宫产　9. 不知道		□
L6	您是早产儿吗？	1. 是　0. 否　9. 不知道		□

续表

第十二部分　慢性阻塞性肺疾病监测（40 岁及以上人群）				
L7	您 14 岁及以前经常咳嗽吗?	1. 经常咳嗽　2. 有时咳嗽　9. 很少咳嗽		□
L8	您 14 岁以前是否因患肺炎或支气管炎而住院?	1. 是　0. 否　9. 不知道		□
L9	您 15 ~ 17 岁间是否因患肺炎或支气管炎而住院治疗?	1. 是　0. 否　9. 不知道		□
L10	到目前为止，您做过肺部手术吗（如肺叶切除术、肺动脉手术等）?	1. 是　0. 否		□
L11	疾病名称	您是否被医疗机构诊断过下列疾病?	您父母是否被医疗机构诊断过下列疾病?	
	L11.1 哮喘	1. 是 0. 否 9. 不知道	□	□
	L11.2 慢性支气管炎		□	□
	L11.3 肺气肿		□	□
	L11.4 慢阻肺		□	□
	L11.5 肺结核		□	□
	L11.6 肺癌		□	□
	L11.7 慢性肺源性心脏病		□	□
	L11.8 抑郁症		□	□
	L11.9 骨质疏松		□	□
呼吸道症状				
L12	咳嗽 若 L12.1，L12.2，L12.3 均回答“否”，则跳至咳痰（L13）	L12.1 没感冒时，您经常咳嗽吗?	1. 是 0. 否	□
		L12.2 您经常早晨起床或早晨醒来就咳嗽吗?		□
		L12.3 您经常在晚上咳嗽吗?		□
		L12.4 在一年中，您这样咳嗽持续 3 个月及以上吗?		□
		L12.5 您这样咳嗽多少年了?	□□年	□□
L13	咳痰 若 L13.1，L13.2，L13.3 均回答“否”，则跳至喘息（L14）	L13.1 你经常咳痰吗?	1. 是 0. 否	□
		L13.2 您经常早晨起床或早晨醒来就咳痰吗?		□
		L13.3 您经常在其他时间咳痰吗?		□

续表

第十二部分　慢性阻塞性肺疾病监测（40 岁及以上人群）				
		L13.4 在一年中，您这样咳痰持续 3 个月及以上吗？		□
		L13.5 您这样咳痰多少年了？	□□年	□□
L14	喘息 若 L14.1，L14.2，L14.3 均回答“否”，则跳至气短和呼吸困难（L15）	L14.1 您感冒时胸部出现过喘鸣音或类似吹口哨、拉风箱的声音吗？	1. 是 0. 否	□
		L14.2 没有感冒时，您胸部会出现喘鸣音或类似吹口哨、拉风箱的声音吗？		□
		L14.3 您曾有过一次或反复发作的喘息吗？		□
		L14.4 您出现这种喘息声音多少年了？	□□年	□□
L15	气短和呼吸困难	您在日常活动中是否感到气短或呼吸困难？	1. 是 0. 否	□
呼吸道疾病病例管理（若 L12.1、L12.2、L12.3、L13.1、L13.2、L13.3、L14.1、L14.2、L14.3、L15 均回答“否”，则跳转至 L20）				
L16	近一年来，您因呼吸道症状加重而去过医院吗？		1. 是 0. 否（跳转至 L20）	□
L17	近一年来，您因呼吸道症状加重而去门诊 / 急诊看病次数？		□□次	□□
L18	近一年来，您因呼吸道症状加重住过院吗？		1. 是 0. 否（跳转至 L20）	□
L19	近一年来，您因呼吸道症状加重住院几次？		□□次	□□
L20	近一年来，您是否使用吸入式药物来帮助您呼吸？		1. 是 0. 否	□
L21	近一年来，除了吸入式药物，您口服或静脉应用药物来改善呼吸道症状吗？			□
L22	您使用过吸氧治疗吗？			□
L231	近一年来，您是否接种过流感疫苗？		1. 是（跳转至 L24） 0. 否 9. 不知道（跳转至 L24）	□
L232	您未接种流感疫苗的原因是什么？（可多选）		1. 认为没必要接种 2. 对疫苗的效果质疑 3. 担心有接种风险，发生副反应 4. 价格太贵，不能接受 5. 没有医生建议过 6. 不知道哪里可以接种 7. 不知道有流感疫苗 8. 其他	□□□ □□□ □□

续表

第十二部分　慢性阻塞性肺疾病监测（40 岁及以上人群）			
L241	近五年来，您是否接种过肺炎疫苗？	1. 是（跳转至 L25） 0. 否 9. 不知道（跳转至 L25）	□
L242	您未接种肺炎疫苗的原因是什么？（可多选）	1. 认为没必要接种 2. 对疫苗的效果质疑 3. 担心有接种风险，发生副反应 4. 价格太贵，不能接受 5. 没有医生建议过 6. 不知道哪里可以接种 7. 不知道有流感疫苗 8. 其他	□□□ □□□ □□
L25	您以前做过肺功能检查吗？	1. 是　0. 否　9. 记不清	□
L26	检查结果显示您患有慢阻肺吗？	1. 是　0. 否　9. 不知道	□
危险因素			
一、居住环境			
L27	您现在居住的房屋类型是哪种？	1. 楼房　2. 平房（砖瓦、木） 3. 独立居民房（2 层及以上自建房）4. 别墅	□
L28	您现在居住的房屋最近一次装修是哪年？	□□□□年	□□□□
L29	您最近一次装修后多长时间入住？	□□月	□□
二、做饭与燃料			
L30	在过去一年里，您家是否在家做饭？	1. 是　0. 否（跳转至 L31）	□
L31	您做饭已有多少年？	□□年	□□
L32	您家目前做饭最主要使用哪一种燃料？ （目前是指近 12 个月内）	1. 公共管网系统的燃气　6. 烟煤或褐煤 2. 瓶或罐装的液化气　7. 木炭 3. 电　8. 木头 / 柴草 / 农作物秸秆 4. 煤油 / 石蜡　9. 动物粪便 5. 无烟煤	□
L33	您家用此种燃料做饭时，经常使用抽油烟机、排风扇或烟囱等通风装置吗？	1. 从不　3. 经常 2. 有时　9. 不确定	□
L34	您家目前冬季取暖吗？	1. 是　0. 否（跳转至 L33）	□

续表

第十二部分　慢性阻塞性肺疾病监测（40 岁及以上人群）			
L35	您家目前冬季最主要采用哪一种形式或燃料取暖？ （目前是指近 12 个月内）	1. 集中供暖 2. 分户天然气取暖 3. 电（电暖气 / 电热风 / 空调 / 电热毯） 4. 无烟煤 5. 烟煤或褐煤 6. 木炭 7. 木头 / 柴草 / 农作物秸秆 8. 动物粪便	□
L36	请您根据您个人的感觉选择对空气污染的感觉。您可以根据您对室外空气污染（来自交通、工业等）的不满和气愤程度选择 0 至 10 分。0 分表示空气很好，个人感觉非常满意，一点也不气愤；10 分表示空气很差，个人感觉完全不能忍受，非常气愤。 （分值越高，表示不满气愤程度越高）	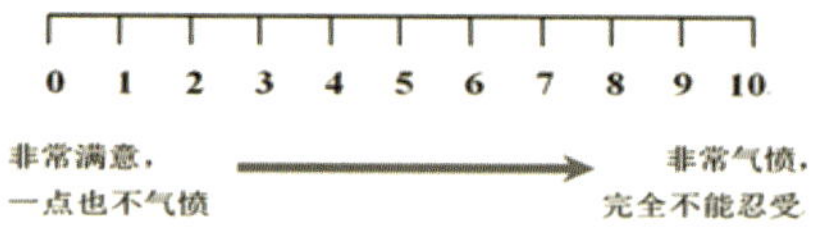 □分	
三、职业暴露史			
L37	您在工作中（包括农田劳作中）接触过粉尘吗？	1. 是　0. 否　9. 不知道	□
L38	您在工作中（包括农田劳作中）接触过有害气体吗？	1. 是　0. 否　9. 不知道	□
L39	您在工作中主要采取何种个体防护措施（可多选）？ 若 L37 和 L38 均回答“否”或“不知道”，跳至 L40。	1. 没有防护 2. 口罩 3. 防尘或防毒面罩或面具 4. 防护服 5. 防尘头盔 6. 勤换工作服、勤洗澡	□□□ □□□

第十三部分　结直肠癌风险评估（50~74 岁人群）			
O1	年龄分值	0 分（50 ~ 54 岁） 1 分（55 ~ 64 岁） 2 分（65 ~ 74 岁）	□分
O2	性别分值	1 分（男） 0 分（女）	□分
O3	一级亲属（父母 / 亲兄弟姐妹）结直肠癌家族史分值	1 分（有） 0 分（否）	□分
O4	吸烟分值	1 分（吸烟者或戒烟者） 0 分（从不吸烟）	□分
O8	结直肠疾病病史（腺瘤，息肉，溃疡）	1. 是　0. 否	□
O9	一级亲属（父母 / 亲兄弟姐妹）家族性腺瘤性息肉病史	1. 是　0. 否	□

第十四部分　慢性阻塞性肺疾病筛查（35 岁及以上人群）			
慢阻肺知晓			
P1	在这次调查之前，您有没有听说过慢性阻塞性肺疾病或慢阻肺?	1. 听说过 0. 没听说过 9. 不确定	□
P2	你以前做过肺功能检查吗?	1. 有 0. 没有 9. 不确定	□
P3	您是否被乡镇卫生院或社区服务中心或以上级别医院医生诊断为慢阻肺?	1. 是 0. 否 9. 不知道	□
呼吸状况和活动能力			
P4	过去一个月内，您感到气短有多频繁?	0 分（从未感觉气短） 0 分（很少感觉气短） 1 分（有时感觉气短） 2 分（经常感觉气短） 2 分（总是感觉气短）	□分

续表

第十四部分　慢性阻塞性肺疾病筛查（35 岁及以上人群）			
P5	您是否曾咳出“东西”，例如黏液或痰？	0 分（从未咳出） 0 分（是的，但仅在偶尔感冒或胸部感染时咳出） 1 分（是的，每月都咳几天） 1 分（是的，大多数日子都咳） 2 分（是的，每天都咳）	□分
P6	请选择能够最准确描述您在过去 12 个月内日常生活状况的答案。因为呼吸问题，我的活动量比从前少了。	0 分（强烈反对） 0 分（反对） 0 分（不确定） 1 分（同意） 2 分（非常同意）	□分
P7	在您的生命中，您是否已至少吸了 100 支烟？	0 分（否） 2 分（是） 0 分（不知道）	□分
P8	您今年多少岁？	0 分（35 ~ 49 岁） 1 分（50 ~ 59 岁） 2 分（60 ~ 69 岁） 2 分（≥ 70 岁）	□分
P9	P4-P8 题合计总得分（自动生成）		□分
P10	COPD 风险评分分类	1. 是（P9 ≥ 5） 0. 否（P9<5）	□

第十五部分　身体测量			
身体测量（保留 1 位小数）			
M5	调查员姓名		
M6	身高	□□□.□ cm	□□□.□
M7	体重	□□□.□ kg	□□□.□
M67	BMI 值	□□□.□ kg/m^2	□□□.□
O5	BMI 分值	1 分（≥ 23） 0 分（<23）	□分
O6	大肠癌风险评分值	□分	□
O7	大肠癌评分分类	1. 低风险（O6=0） 2. 中风险（O6 1 ~ 4） 3. 高风险（（O6 ≥ 5，和 / 或 O8=1 和 / 或 O9=1）	□
Q4	BMI 分值 1	0 分（<22.0） 1 分（22.0 ~ 23.9） 3 分（24.0 ~ 29.9） 5 分（≥ 30.0）	□分
R3	BMI 分值 2	0 分（<24.0） 1 分（24.0 ~ 27.9） 2 分（≥ 28.0）	□分
M8	腰围	□□□.□ cm	□□□.□
Q5	腰围分值	0 分（男性 <75.0，女性 <70.0） 3 分（男性 75.0 ~ 79.9，女性 70.0 ~ 74.9） 5 分（男性 80.0 ~ 84.9，女性 75.0 ~ 79.9） 7 分（男性 85.0 ~ 89.9，女性 80.0 ~ 84.9） 8 分（男性 90.0 ~ 94.9，女性 85.0 ~ 89.9） 10 分（男性≥ 95.0，女性≥ 90.0）	□分
M9	臀围	□□□.□ cm	□□□.□
M91	颈围	□□□.□ cm	□□□.□
血压、心率测量			
M10	室内温度	____ ℃	
M11	调查员姓名	______________	

续表

第十五部分　身体测量				
M12 M13	第 1 次读数 测量对象休息 5 分钟后第 1 次测量并记录血压和心率，休息 1 分钟后第 2 次测量	M121 收缩压	□□□ mmHg	□□□
		M122 舒张压	□□□ mmHg	□□□
		M123 心 率	□□□次 / 分	□□□
M14	第 2 次读数 记录第 2 次测量结果，待测量对象再休息 1 分钟后第 3 次测量	M131 收缩压	□□□ mmHg	□□□
		M132 舒张压	□□□ mmHg	□□□
		M133 心 率	□□□次 / 分	□□□
M101	第 3 次读数 记录第 3 次测量结果	M141 收缩压	□□□ mmHg	□□□
		M142 舒张压	□□□ mmHg	□□□
		M143 心 率	□□□次 / 分	□□□
M102	平均读数（后两次平均值）	M1011 收缩压	□□□ mmHg	□□□
		M1012 舒张压	□□□ mmHg	□□□
		M1013 心 率	□□□次 / 分	□□□
M102	测量高血压	1. 是（M1011 ≥ 140 和 / 或 M1012 ≥ 90） 0. 否（M1011<140 且 M1011<90）		□
M103	高血压患病	1. 是（F7=1 和 / 或 M102=1） 0. 否（F7=0 且 M102=0）		□
Q6	平均收缩压分值	0 分（<110 mmHg） 1 分（110 ~ 119 mmHg） 3 分（120 ~ 129 mmHg） 6 分（130 ~ 139 mmHg） 7 分（140 ~ 149 mmHg） 8 分（150 ~ 159 mmHg） 10 分（≥ 160 mmHg）		□分
Q7	糖尿病风险评分值	□分		□
Q8	糖尿病风险评分分类	1. 是（Q7 ≥ 25） 0. 否（Q7<25）		
R4	平均收缩压分值 1	-2 分（<120 mmHg） 0 分（120 ~ 129 mmHg） 1 分（130 ~ 139 mmHg） 2 分（140 ~ 159 mmHg） 男性 5 分，女性 3 分（160 ~ 179 mmHg） 男性 8 分，女性 4 分（≥ 180 mmHg）		□分

续表

第十五部分　身体测量				
其他测量				
M15	调查员姓名	________		
M16	血氧饱和度（%）	□□□ %	□□□	
M17	体脂率（%，保留 1 位小数）	□□ . □ %	□□ . □	

第十六部分　肺功能检测		
基础肺功能检测		
L40	室内温度	______℃
L41	调查员姓名	______
L42	第 1 次 1 秒用力呼气量（FEV1）	□□□ . □ ml
L43	第 1 次最大肺活量（FVC）	□□□ . □ ml
L44	第 1 次 FEV1/FVC	□□□ . □ %
L421	第 2 次 1 秒用力呼气量（FEV1）	□□□ . □ ml
L431	第 2 次最大肺活量（FVC）	□□□ . □ ml
L441	第 2 次 FEV1/FVC	□□□ . □ %
支气管舒张试验（若基础肺功能测试时 FEV1/FVC < 70%，转诊到上级医院进行支气管舒张试验，进一步确诊）		
L45	是否进行了支气管舒张试验（1. 是　0. 否）	□
L46	1 秒用力呼气量（FEV1）	□□ . □□ ml
L47	最大肺活量（FVC）	□□ . □□ ml
L48	FEV1/FVC（若 FEV1/FVC < 70%，建议做胸部正位 X 线检查）	□□ . □□ %
L49	是否需要胸部正位 X 线检查（1. 是　0. 否）	□

第十七部分　实验室检测			
调查对象抽取空腹静脉血			
N1	血糖	□□□．□ mmol/L	□□□．□
S72	测量糖尿病 1	1. 是（N1 ≥ 7.0） 0. 否（N1<7.0）	□
N2	总胆固醇	□□□．□ mmol/L	□□□．□
R5	总胆固醇分值	1 分（N2 ≥ 5.20） 0 分（N2<5.20）	□分
N3	甘油三酯	□□□．□ mmol/L	□□□．□
N4	高密度脂蛋白胆固醇	□□□．□ mmol/L	□□□．□
N5	低密度脂蛋白胆固醇	□□□．□ mmol/L	□□□．□
XZ1	测量血脂异常	1. 是（N2 ≥ 6.2 和 / 或 N3 ≥ 2.3 和 / 或 N4<1.0 和 / 或 N5 ≥ 4.1） 0. 否（N2<6.2 且 N3<2.3 且 N4 ≥ 1.0 且 N5<4.1）	□
XZ2	血脂异常患病	1. 是（F18=1 和 / 或 XZ1=1） 0. 否（F18=0 且 XZ1=0）	□
N6	血尿酸	□□□．□ μmol/L	□□□．□
N7	血肌酐	□□□．□ μmol/L	□□□．□
N8	尿素氮	□□□．□ mmol/L	□□□．□
N9	谷丙转氨酶	□□□．□ U/L	□□□．□
N10	谷草转氨酶	□□□．□ U/L	□□□．□
N11	总胆红素	□□□．□ μmol/L	□□□．□
N12	糖化血红蛋白	□□□．□ %	□□□．□
S73	测量糖尿病 2	1. 是（N12 ≥ 6.5） 0. 否（N12<6.5）	□
S7	糖尿病患病	1. 是（S71=1 和 / 或 S72=1 和 / 或 S73=1） 0. 否（S71=0 且 S72=0 且 S73=0）	□
S9	ASCVD10 年风险	□ %	□
S10	10 年 ASCVD 风险分层	1. 低危（S9<5%） 2. 中危（S9 5%~9.9%） 3. 高危（S9 ≥ 10%）	□

续表

第十七部分　实验室检测			
R6	糖尿病分值	0 分（无，S7=0） 男性 1 分，女性 2 分（有，S7=1）	□
R7	ICVD 风险评分值	□分	□
R8	10 年 ICVD 绝对风险	□ %	□
R9	10 年 ICVD 绝对风险分层	1. 低危（R8 <5%） 2. 中危（R8 5%~9.9%） 3. 高危（R8 ≥ 10%）	□
N13	同型半胱氨酸	□□□ . □ μmol/L	□□□ . □

附录三　秦淮区 2023 年慢性病防控社会因素调查核心指标一览表

2023　年秦淮区慢性病防控社会因素调查核心指标一览表

主要慢性病患病率（%）						
慢性病	粗率			通过权重调整后的率		
	合计	男性	女性	合计	男性	女性
高血压	36.3	43.2	29.0	37.1	43.4	30.0
糖尿病	12.9	15.4	10.4	13.5	15.6	11.1
血脂异常	28.4	33.8	27.3	29.3	34.9	23.0
代谢性疾病	21.8	29.7	13.4	22.5	30.3	13.6

主要危险因素构成比（%）（通过权重调整）			
危险因素	合计	男性	女性
吸烟率	22.6	41.2	1.7
12 个月内饮酒率	29.3	44.6	11.9
奶类摄入不足比例	94.2	94.6	93.7
每日谷薯摄入不足比例	46.7	39.7	54.6
每日果蔬摄入不足比例	85.0	85.6	84.2
每日畜禽摄入过多比例	66.3	70.8	61.2
每日水产品摄入不足比例	64.1	63.6	64.7
人均食盐摄入过多比例	60.0	60.7	59.1
人均食用油摄入过多比例	56.6	58.2	54.8
危险饮酒率	6.7	3.5	0.2
有害饮酒率	7.0	3.7	0.1
经常锻炼比例	40.2	40.1	40.4
从不锻炼比例	33.8	33.5	34.2
中心性肥胖率	41.4	50.6	31
超重率	37.2	42.8	30.8
肥胖率	17.1	21.7	11.9

续表

主要慢性病患病率（%）					
慢性病	粗率		通过权重调整后的率		
知晓率、治疗率、控制率（%）（通过权重调整）					
指标	知晓率	治疗率	知晓治疗率	控制率	治疗控制率
高血压	50.3	40.7	80.8	21.6	41.9
糖尿病	53.4	45.9	86.0	34.8	42.6
血脂异常	32.3	23.3	72.3	19.9	63.8

附录四 秦淮区2023年慢性病防控社会因素调查工作人员名单

2023年秦淮区慢性病防控社会因素调查工作人员名单

南京市 范华锋、洪忻、王琛琛、叶青、杨华凤、陈一佳、戚圣香、秦真真、周海茸、王巍巍、吴洁

秦淮区 尹庆、熊琰、来亦超、张宁、李镇宁、江敏敏、杨雨婷、李小虹、李娴、王严、陈学兵、蒋欣、谷盼盼、厉叶青、高磊、许德翔

止马营监测点 管刚、王正英、杨静、赵艳、丁力、陈秀丽、朱惠娥、傅广琅、傅容、张洁、张琴、贺希、高梦媛、刘尧飞、刘羽、杨晓青、赵苏叶、柯晶晶、马玉、王清沁、王娟、朱义慧、薛晶晶、贾聪、沈蕴茹、王艳、倪慧、杨翠萍、高玮、赵天源、边家芳、戴平、吴平、司甜甜、艾静、刘颖、徐晨曦、王菲

朝天宫监测点 潘跃龙、蔡晨、刘艺、沈佳、卞婷、姜丽、熊洁、张娴、汪洋、杨琼、时节、杜彧、满媛、蒋颖、彭博、唐媛、张晓娇、冯长安、李琳、李冬、王海萍、刘显显、夏其萍、李端、李舒、姜莉莉、朱梦、周明月、杨美潇、王岚、薛子荣、黄婷婷、魏伟、姚慧、陈园园、徐露、胡芳、叶琴、邱靖淇、殷洁、于善慧、刘秀丽、王聿涵、周超、刘星宇、樊浣、胡俊、吴太荣、唐霞、徐文、王晶、胡倩、赵慧

中华路监测点 钱珊、卢燕、王永婷、王洁、王梅静、孙娟、管国枫、吴菲菲、徐娟、罗奕、郁芳、刘健萍、刘晓琴、陶雯、陈姿印、辛丽刁、吉喆、王艳、张雨、吴成英、张凡、丁倩、牧晶、侯娟娟、沈昌莉、孔震梅、王珊珊、夏立新、赵力莹、尹旭雁、沈晨、缪婷玉、陈迎春、张鹏、刘志国、钱宝玉、黄慧、胡茂伍

淮海路监测点 周欣、陈云霞、罗绚炫、陈文、张建霞、沈瓯、张子珺、方羚、陶芹、张海燕、徐敏、陈锟、徐沁怡、李璿、徐新妹、王娟、陈立云、黄丹丹、孔婷婷、赵红雁、张翔、吴珣、董晓洁、甘露、陆晶、陆璐、马春茹、董文婷、陆莹、李岚、程欣、沈扬、汪晨曦、徐凤芹、蒋旋、张晓梅、陶海宁、何新琴、陈萍、陆明华、张发萍、吴小东、缪爱华、穆颖、陈建如、肖克香、韩楠、郭晨洁、王苗苗、耿苏琴、张发萍、朱利娟、季倩、金嫦娥、汪捷、赵萍

中华门监测点 史海洋、吴燕、张太生、葛晓南、李骊、田蓉、刘瑞钰、赵启秀、修钰、靳加敏、周士孺、程春莲、陈爱娟、刘铭明、王竹兰、杨继红、刘敏丽、吴珣、俞晓丽、莫皖、黄晶晶、王媛媛、王若蕾、褚芳芳、潘艳、袁玲、仲媛、方景春、李梅、王敏、张卿、张莉、汤贤琦、孙璐、刘宁、李尧、杨丽

夫子庙监测点 余庭源、汪燕、张键、卢斌、马震、杨雯、王淑涵、夏隐、高玉蓉、许雯雯、熊蔚、赵艳洁、刘晓芳、史小敏、张蓉蓉、刘玉叶、杨维、黄燕、赵雨茜、谢林花、赵琛、叶超、胡峻、郭千巍、崔蓉、石海峰、于莹莹、林振宇、施京敏、段文睿、陈柳伶、张蕾、陈欣、曹梦洁、严敏、严磊、周慧、徐旭东

大光路监测点 周晓明、顾濮宁、胡臻、陈萍、汪清、蔡小燕、周莎莎、包志娟、毕群、郑婷婷、曹颖、张静、崔敏、王莉、蒋应钦、吴培培、白燕、郭旭彤、杨莉、武宜安、董玉蓓、杨丹丹、吴及美、陆杰、戴艳艳、倪建军、曹靖茗、柯阳、卢从英、赵宝国

红花监测点 董玉中、柏媛、张一池、叶靖宇、任晓琴、袁克涛、刘美霞、樊蓉蓉、王芳、唐春丽、朱斌、王萍、章琳、张锋、从爱坤、周俊雁、杨嘉惠、郭俊丽、华国庆、白萍、翁宁静、戴静、童岚、陈萍、刘强、朱启红、许金香、韩倩、许珍爱、陶锦红、汪海丽、王瑜、禹晓俊、刘洪波、王麟、芮建芳、刘晓庆、杜蓓蓓、周丽林、虞乐楠、杨蓉、潘岑、许昀、嵇二娥、赵莉、季飞、那潆予、龚悦诚、王敏君、刘红娟、许静恬、徐浩、张丽、马佳佳、张平梅、丁伦芳、朱柳、钱玉柳、董珊珊、孙舟燕、徐冉、王侨、荣君、张翎、袁玉晓、陶新璐、李瑞、周小敏、陈莹、武星月、孙雪茹、谢蓉蓉、姚健、吴叶凤、焦玲、陶文静、章萌、史梦雅、钱梦一、陈嘉丽、李婷婷、张静、陈雨萱、马章标、刘念

秦虹监测点 秦建国、顾灵惠、龚迎花、郑洁、严三玲、刘燕、张丹、王雅婷、蒋玉婷、周颖、杨晓艳、张雯佳、皮孟佳、张学华、刘莎莎、赵慧、孙迪、俞奕、刘惠颖、张敏、周永萍、诸慧颖、张天悦、季颖、秦莉、黄园元、张晓星、孙雅、谈喆、柳会平、徐萍、林祎畅、费丽娟、丁艳芳、向小妹、朱思思、姬莉、付文、冯晶烨、郭晓明、王婷、王晓芳、王陈、张涛、张梅、顾茜、匡春霞、高晓娟、戴小霞、洪婷、章宝方、叶俊连、戴建宁、周丽萍、王文莉

蓝旗监测点 刘萍、池小妹、吴斯倩、孟新、袁爱民、陆佳、王倩、徐洁、朱春花、钱程浩、黄博文、秦瑶、孙美云、杨忠芳、孙宇、韩艺、俞彬、孙妍、周梅、伏文杰、柏涵秋、庄强辉、刘沁圆、缪佳宝、柴婷、马云、宋英娜、曹春芳、郑荣、张晓燕、焦伟、沈京群、周兰兰、王艳、乔平、杨娟、常书杨、郑爱芳、时阳、孙海清、詹科、唐小静、于泽东、李晨曦、卞庆亮、徐晶、孙静、丁雪、万俊雯、张荣卉、周波、徐小华、张倍宁、李军、殷耀华、金中华

月牙湖监测点 林颖超、吉庆超、蒋谷、朱晓蓉、杨婷、许美华、唐静、朱启英、黄晓红、朱玉荣、孔祥静、刘璐璐、胡妮、张燕脂、施乐、蒋惟佳、印文婷、栾晓康、王银、李洋、郗晗、曹燕、盛娶、高艳芳、刘齐怡、江兰芳、陶阿蓉、刘贝贝、丰春侠、郭俊、陈文莹、戴兰、谢成语、朱红梅、赵姣姣、孙羽洁、李戈、季海棠、赵红卫、金凤转、付学华

石门坎监测点 徐其平、周雪梅、薛小东、龚习兵、裴静、刘瑶程、郝蓉莉、孙静、刘婷婷、火丽梅、祖洁、郑婷婷、蔡玲、曹芳芳、曹锁珍、曹燕、常树燕、陈泊宣、陈春花、陈海霞、陈际、陈静、陈萍、陈睿、陈雪莲、程文文、丁杰、丁雪敏、董路、方子琪、傅贞亮、高婕、顾成颖、顾蓉芳、顾雪莉、管琴、郭千影、韩勇、何莉丽、何婷、胡前梅、黄春霆、黄俊、黄莉莉、黄忠颖、姜丽娟、蒋佳娜、金山、金媛媛、李丹、李菁、李清、李庆子、李婷、李文玲、李瑶悦、李迎梅、梁智、林飞、凌辰、刘蓓、刘军、刘琳琳、刘努、刘群、刘双双、刘轩、刘夜秋、鲁吉、陆海涛、陆小兰、陆拥琴、罗心培、马昆、马守娜、马天阳、倪净、倪姗姗、牛惠军、乔伟、秦妍、秦志奇、任爱民、任晴、任媛媛、沈洁、施健、史飞飞、史婷玲、束金琳、孙佳、孙娟（大）、孙娟（小）、孙忠燕、汤宇婷、唐明、唐姗姗、唐艳、田振文、王凯丽、王莉、

王青、王庆凤、王蓉蓉、王茹、王文婷、王岩、王燕、王莹君、王玉、吴胜、吴勇、武全生、夏美宁、夏韦、项海燕、项宇、徐艳、徐莹、许百惠、许坤、严红霞、颜雯洁、杨洁茹、杨丽、杨敏、杨文、杨雯、杨昕蓉、殷骏、余美桂、余珊旎、袁馨怡、张峰、张婧婧、张萍、张巍、张伟、张雯、张翔、张潇文、张欣虹、张愈、赵小齐、郑蓓、周丽、朱爱宁、朱立宇、朱威、祝悦、刘加启、蔡小燕、毕群、曹建芹、陈斯敏、陈颖、程保青、戴刚、范家文、房云云、费重秀、高玉蓉、胡文卉、季颖、蒋利军、蒋玉婷、黄春琴、梁桂如、刘晓溪、马秀梅、唐春艳、杨超、王倩、王振、吴茜、陶璐、王磊、吴玉娟、潘本静、潘雪琳、沈云、宋志勇、刘萍、佘钰、沈丹、沈怀林、夏隐、袁来香、袁梦玲、岳达峰、岳菊、张格琴、张天悦、张雯佳、张益祥、周翠秀、赵荣、刘林、王丽、周莎莎、周小羽、祝伍九

附录五 秦淮区慢性病防控社会因素调查（2023）部分现场工作照片

秦淮区慢性病防控社会因素调查（2023）部分现场工作照片

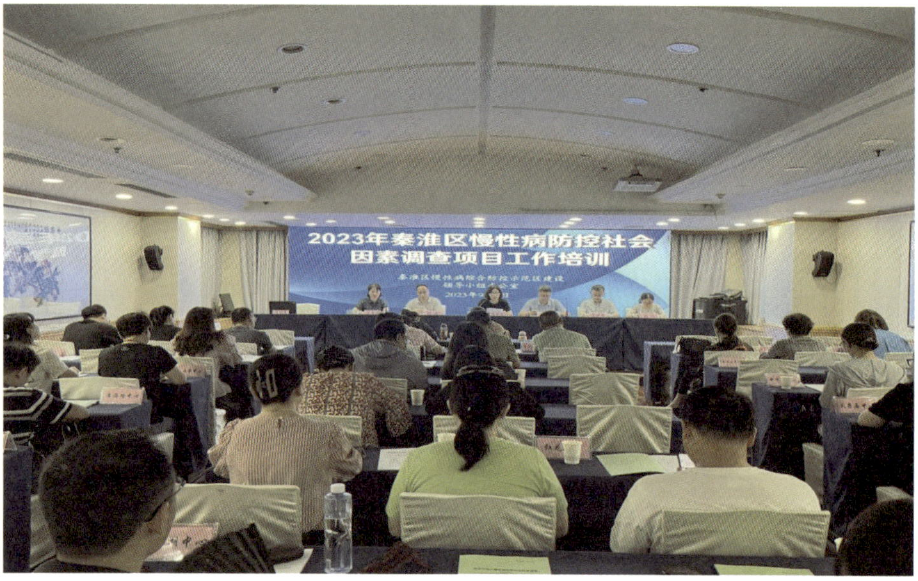

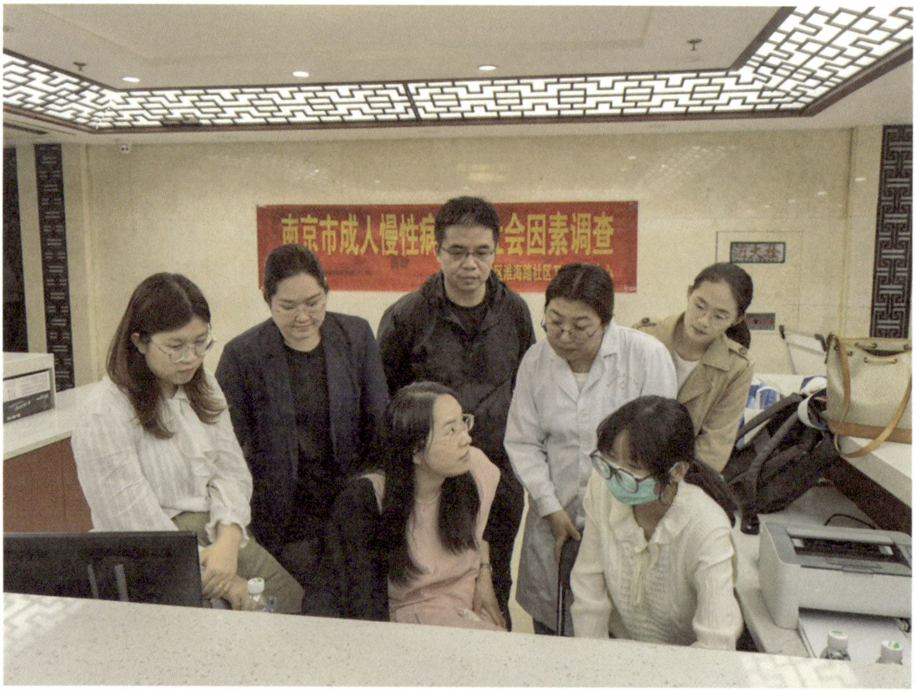

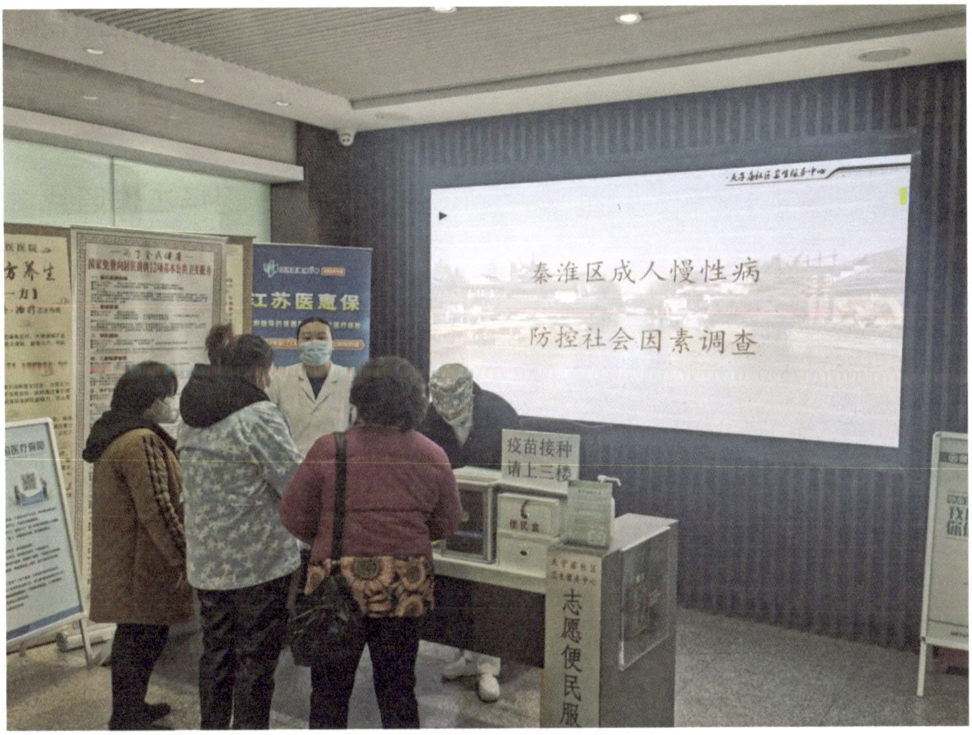
秦淮区成人慢性病
防控社会因素调查
江苏医惠保
疫苗接种
请上三楼
志愿便民服

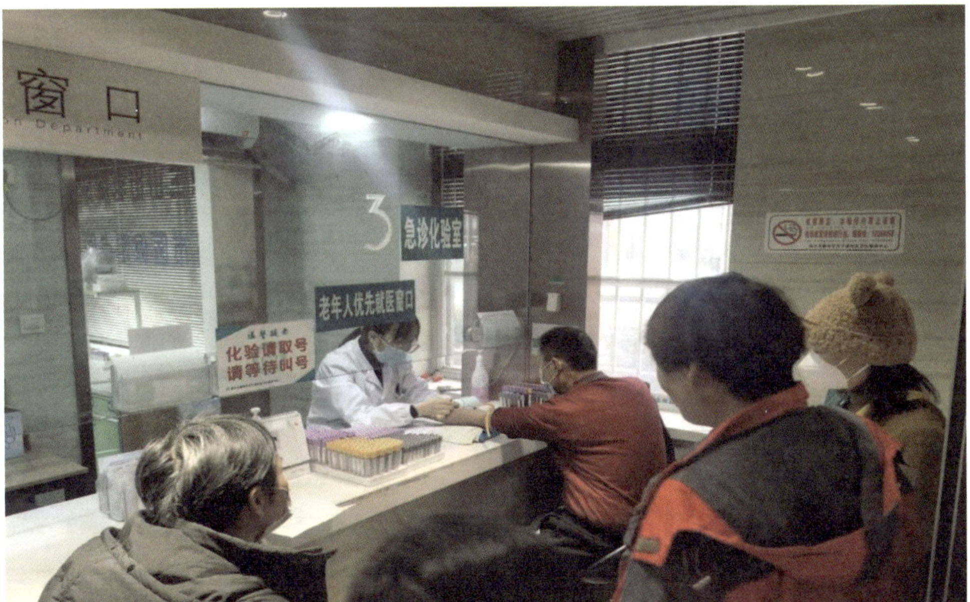
窗口
急诊化验室
老年人优先就医窗口
化验请取号
请等待叫号

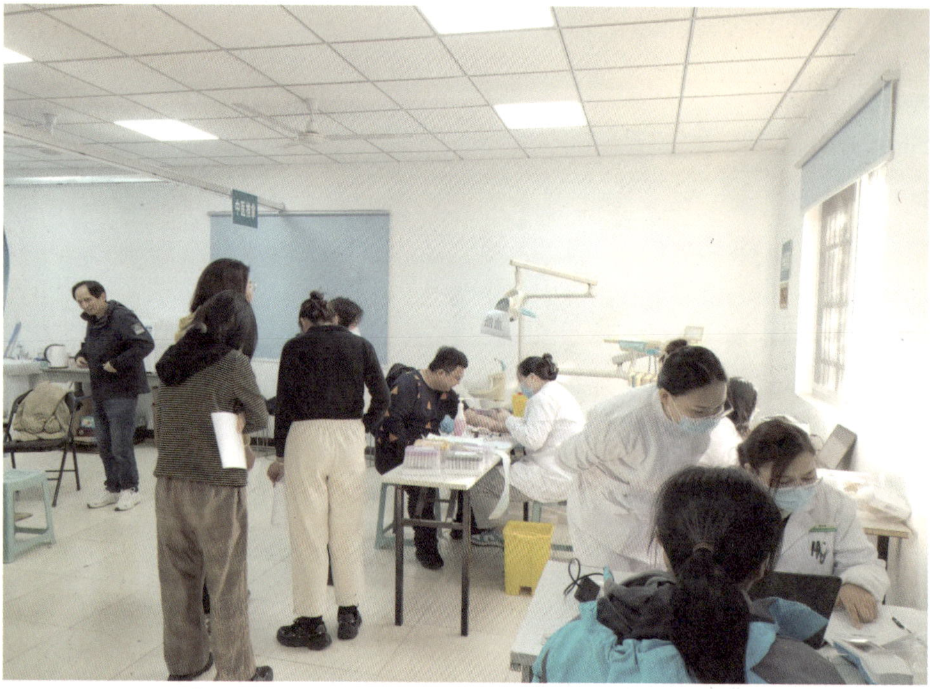

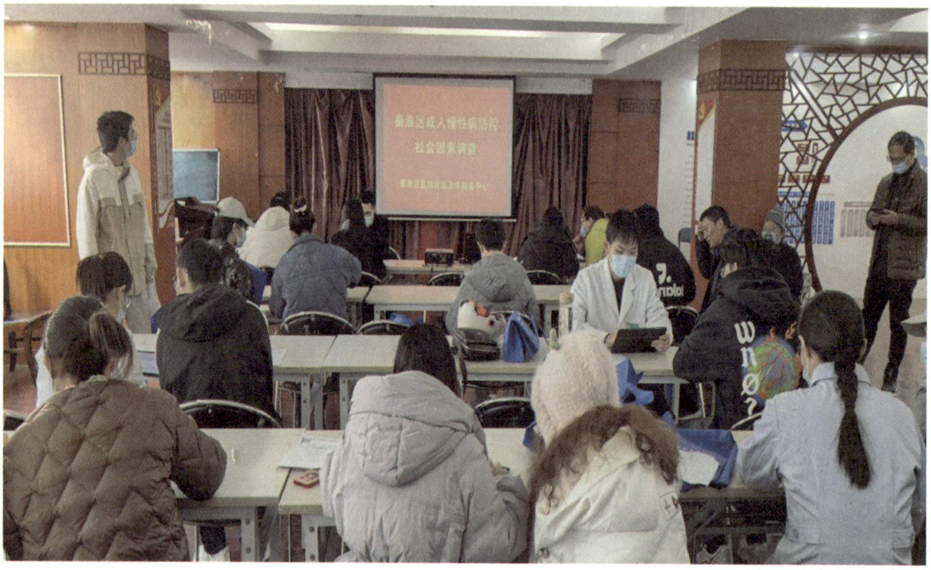
秦淮区成人慢性病防控
社会因素调查

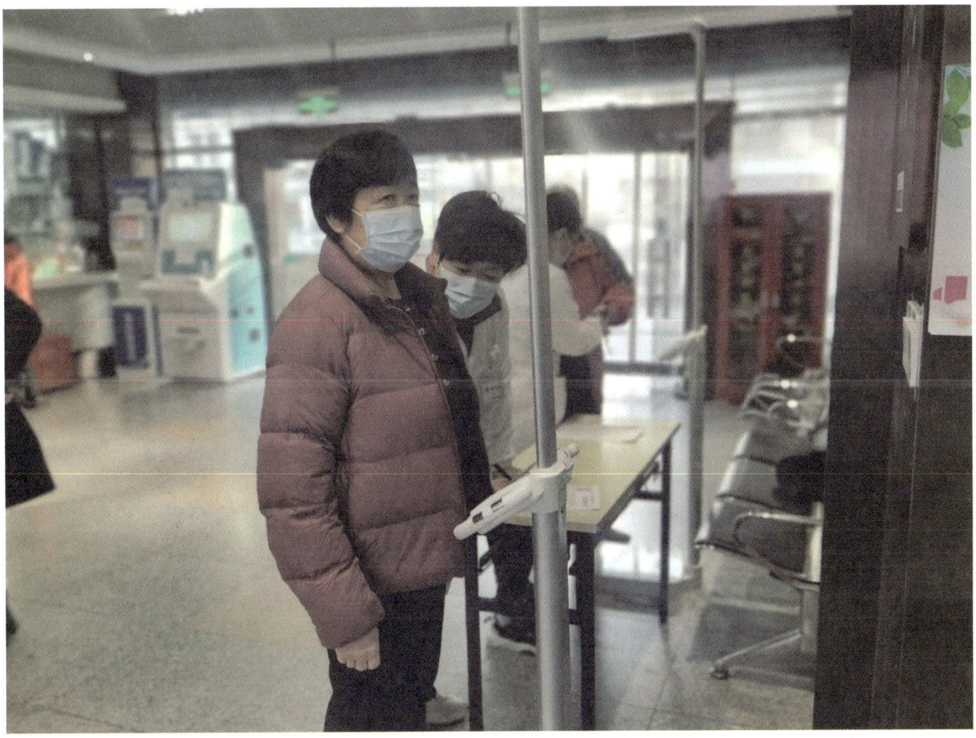

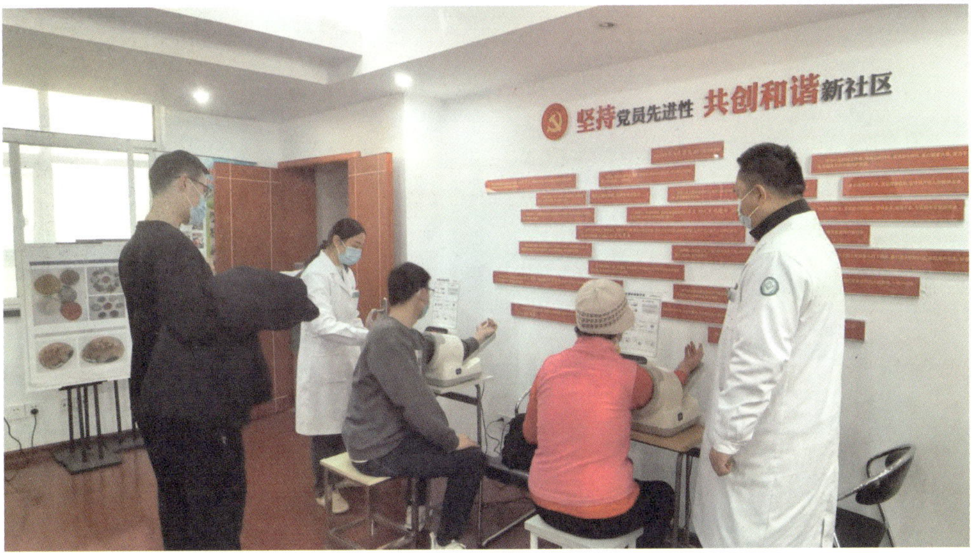
坚持党员先进性 共创和谐新社区

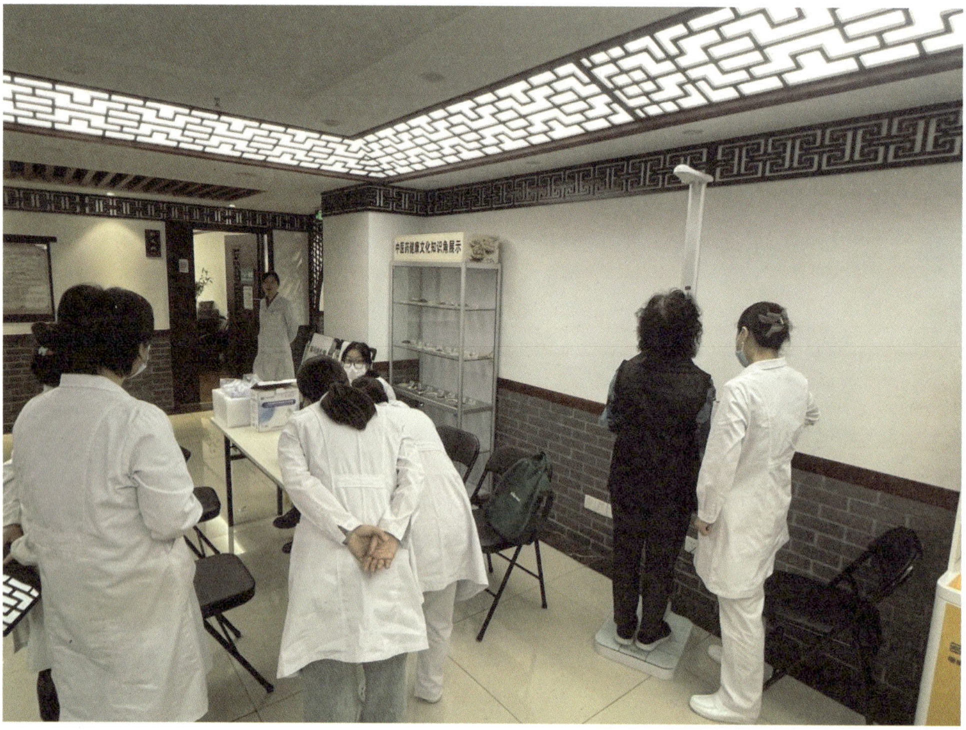
中医药健康文化知识角展示

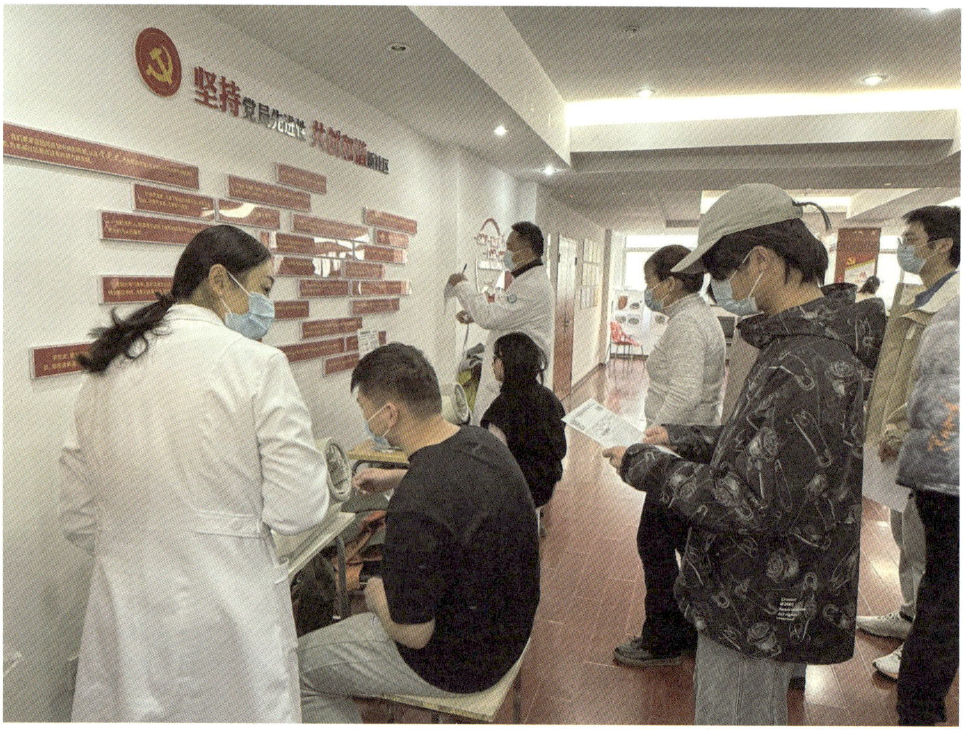
坚持党员先进性

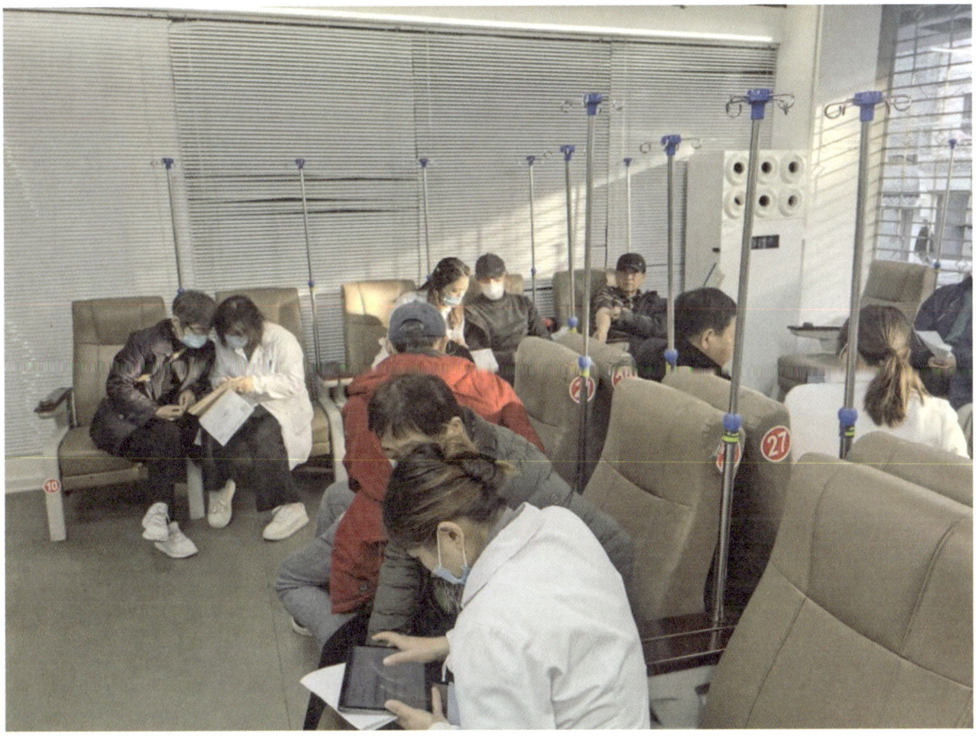

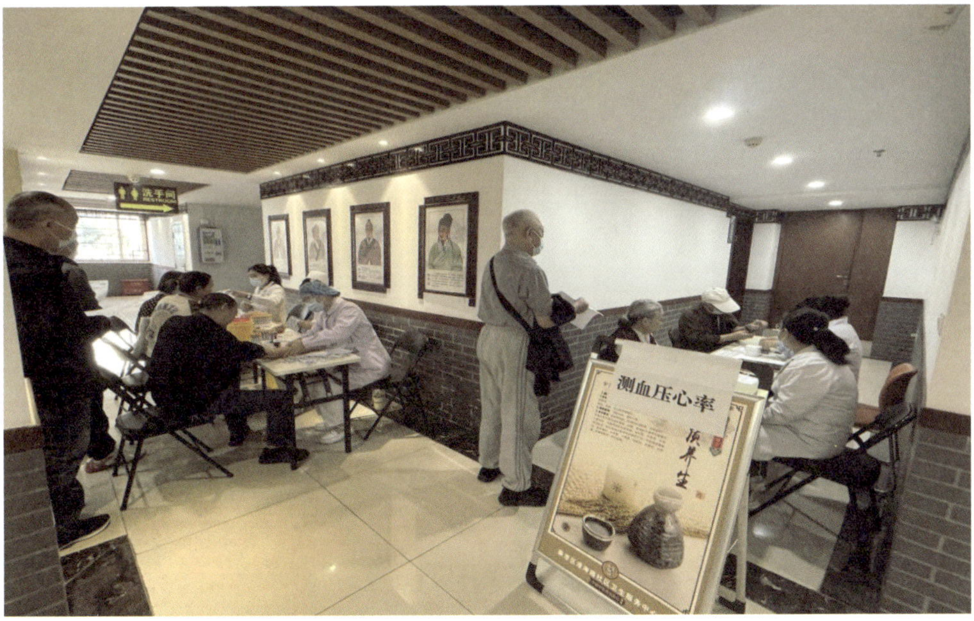
洗手间
测血压心率